小儿推拿
使用手册

主　编　刘明军

副主编　张　欣　卓　越　李　铁

编　委　陶　冶　马颖桃　刘辉辉
　　　　陈邵涛　张　盼　宋绪民

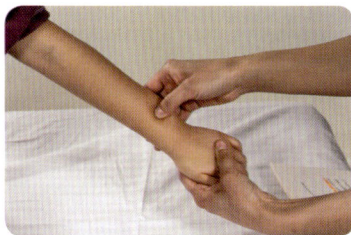

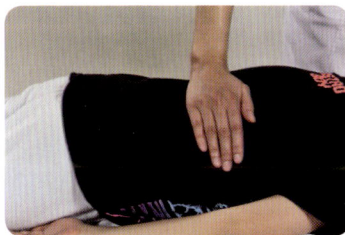

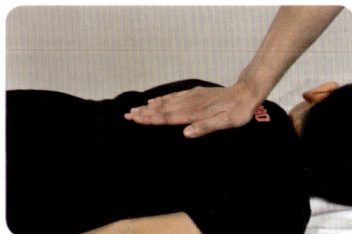

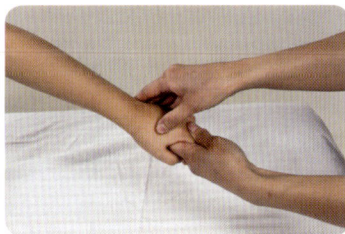

中国中医药出版社
·北　京·

图书在版编目（CIP）数据

小儿推拿使用手册/刘明军主编.—北京：中国中医药出版社，
2013.8（2015.2重印）

ISBN 978-7-5132-1524-4

Ⅰ.①小… Ⅱ.①刘… Ⅲ.①小儿疾病－推拿－手册 Ⅳ.① R244.1-62

中国版本图书馆 CIP 数据核字（2013）第 133515 号

中 国 中 医 药 出 版 社 出 版
北京市朝阳区北三环东路 28 号易亨大厦 16 层
邮政编码 100013
传真 010 64405750
北京启恒印刷有限公司印刷
各地新华书店经销
＊
开本 889×1194 1/16 印张 4 字数 98 千字
2013 年 8 月第 1 版 2015 年 2 月第 2 次印刷
书 号 ISBN 978-7-5132-1524-4
＊
定价 25.00 元
网址 www.cptcm.com

社长热线 010 64405720
购书热线 010 64065415 010 64065413
微信服务号 zgzyycbs
书店网址 csln.net/qksd/
官方微博 http://e.weibo.com/cptcm
淘宝天猫网址 http://zgzyycbs.tmall.com

目　录

第四章　小儿推拿防治常见病症

第一章 小儿推拿基本知识

小儿推拿是以中医辨证理论为基础，通过穴位点按推拿、调节脏腑、疏通经络、调和气血、平衡阴阳的方式来改善儿童体质、提高机体免疫力的一种保健、治疗方式。小儿推拿是纯绿色疗法，可替代部分化学药品，减少化学药品毒副作用，增强孩子机体的自然抗病能力，预防病毒侵蚀和滋生，达到有病治病、无病保健的目的。随着现代人们健康理念的更新，很多家长都开始信任和采用纯绿色疗法——小儿推拿。目前，该疗法已成为国际儿童保健、治疗的重要方法之一。

小儿推拿的对象一般是指6岁以下的小儿，特别是3岁以下的婴幼儿。其治疗范围比较广泛，常用于感冒、咳嗽、发热、腹痛、腹泻、呕吐、咽炎、肥胖、消化不良、少食厌食、疳积、哮喘、支气管炎、夜啼、梦呓、惊风、肌性斜颈、脑瘫、佝偻病、近视、盗汗、脱肛、湿疹，跌打损伤等治疗，以及小儿保健与预防。

小儿推拿操作顺序一般先推头面部穴位，依次推上肢、胸腹、腰背、下肢部穴位。应该先运用轻柔手法（如揉、摩、运、推等），而如掐、拿、捏等强刺激手法，应最后操作，以免刺激小儿引起哭闹，影响后来的操作进行和治疗效果。另外，上肢部穴位，不分男女，可根据习惯于操作方便情况选推左手或右手，一般选一侧即可。

虽然小儿推拿操作安全，运用广泛，但也是有一些不宜推拿的禁忌证应予以注意。如各种皮肤病患处以及皮肤有破损处，有急性传染病、有出血倾向的疾病，严重的心、肺、肝、肾等脏器疾病、骨与关节结核和化脓性关节炎局部等应避免推拿。

在进行小儿推拿时，应选择避风、避强光、安静的房间，室内要保持清洁卫生，温度适宜，保持空气流通，尽量减少闲杂人员走动。推拿后注意保暖避风寒，忌食生冷。推拿医生应态度和蔼，耐心仔细，认真操作，随时观察小儿的反应，保持双手清洁。操作前洗手，不能佩戴戒指、手镯等影响推拿的饰物。经常修剪指甲，刚剪过的指甲，要用指甲锉锉平，保持指甲圆滑，以免划伤小儿肌肤。天气寒冷时，保持双手温暖，避免小儿因此着凉而加重病情。推拿的时间，应根据患儿年龄大小，病情轻重，体质强弱及手法的特性而定，一般不超过20分钟，亦可根据病情灵活掌握。通常每日治疗1次，高热等急性病可每日治疗2次。小儿过饥过饱，均不利于推拿疗效的发挥，最佳的小儿推拿时间宜在饭后1小时进行。在小儿哭闹时，应先安抚小儿再进行推拿治疗。推拿时应注意小儿体位，以使小儿舒适为宜，既能消除小儿恐惧感，又要便于临床操作。推拿治疗时应配合推拿介质，如滑石粉等，其目的是润滑皮肤，防止擦破皮肤，又可提高治疗效果。常用的推拿介质有滑石粉、爽身粉、鸡蛋清、麻油、生姜汁、葱白汁等。可根据不同的病症选择不同的介质，如滑石粉、爽身粉适用于各种情况，是小儿推拿最常用的一种介质；生姜汁可用于风寒感冒，或胃寒呕吐及腹痛、腹泻等；葱白汁可用于风寒感冒；鸡蛋清可用于消化不良，热性病，或久病后期烦躁失眠，手足心热等病症。

第二章 小儿推拿常用手法

第一节
小儿推拿常用单式手法

名　称	操作手法	动作要领	注意事项
推　法	1. **直推法**：一手扶住小儿肢体，另一手手指伸直，指腹贴紧小儿局部皮肤，稍发力向前推动。频率每分钟 220～280 次。见图 2-1 2. **旋推法**：一手扶小儿肢体，另一手拇指腹贴紧小儿局部皮肤，做顺时针方向的环旋推动。频率每分钟 160～200 次。见图 2-2 3. **分推法**：双手拇指指腹，贴紧小儿局部皮肤，自中间部位向两旁做"←→"直线推动。连续分推 20～50 次。见图 2-3	1. 推法动作要轻 2. 动作快、连续，一拂而过	1. 不可推破皮肤 2. 手法轻快灵活，不可呆滞
揉　法	1. **指揉法**：以拇指或中指的指面着力，吸定小儿局部皮肤，做小幅度、顺或逆时针方向的环旋揉动，使皮下组织一起揉动。见图 2-4 2. **掌根揉法**：以掌根着于小儿局部皮肤，做轻柔和缓、小幅度的环旋揉动。见图 2-5	1. 着力部位要吸定于皮肤 2. 要带动深层组织，不能在体表有摩擦运动	1. 动作宜轻柔 2. 幅度要适中，不宜过大或过小
按　法	1. **指按法**：拇指伸直，余 4 指握空拳，食指贴拇指内侧，用拇指罗纹面或指端着力，垂直向下按压－放松－按压，如此反复操作。见图 2-6 2. **掌按法**：腕关节背伸，手指伸直，用掌面或掌根着力，附在小儿治疗部位，垂直向下按压－放松－按压，如此反复操作。见图 2-7	1. 按压方向要垂直向下用力 2. 按压的力量要由轻到重，力量逐渐增加 3. 按压时着力部分不能移动	1. 操作切忌用迅猛的暴力 2. 按法结束时，不宜突然撤力，应逐渐减轻按压的力量

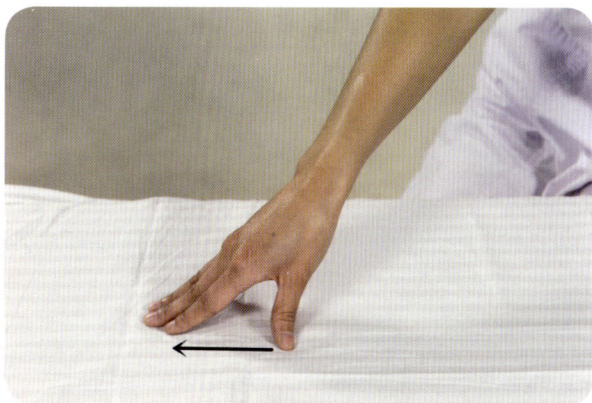

图2-1　直推法

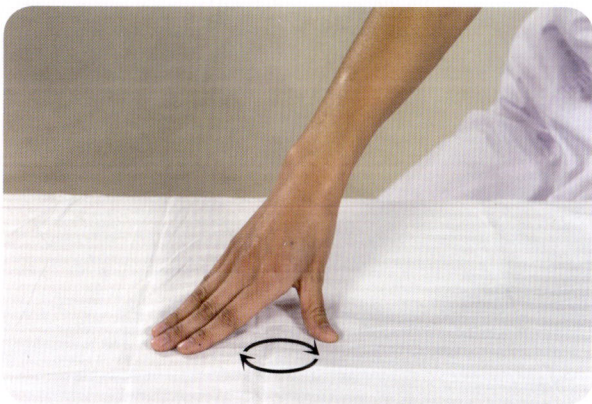

图2-2　旋推法

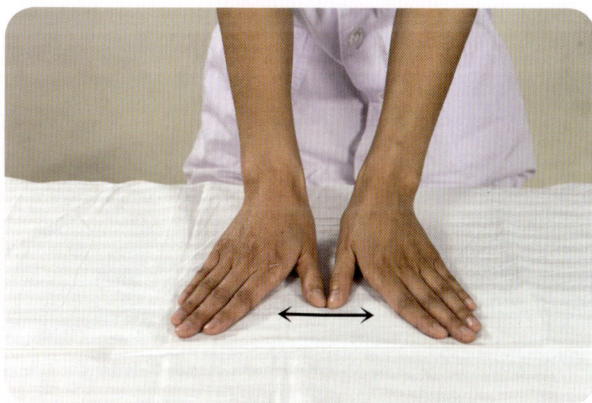

图2-3　分推法

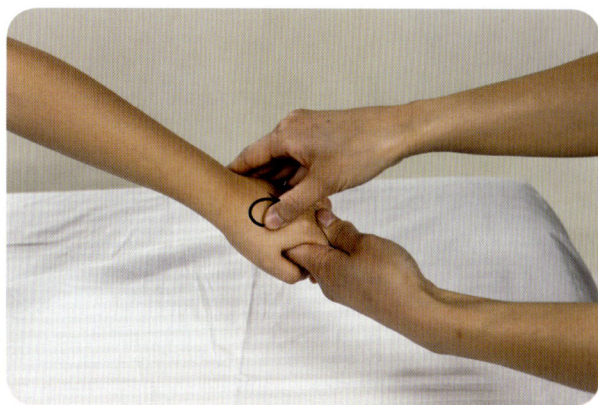

图2-4　指揉法

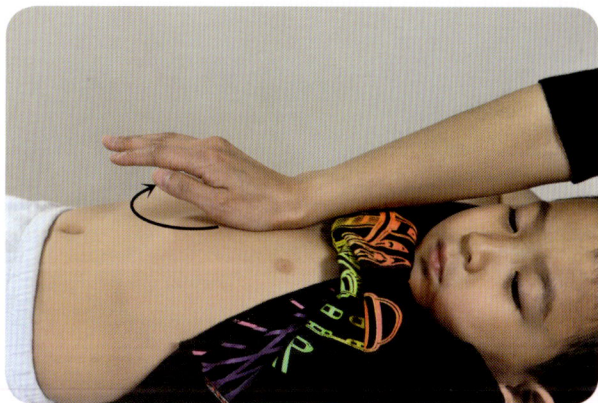

图2-5　掌根揉法

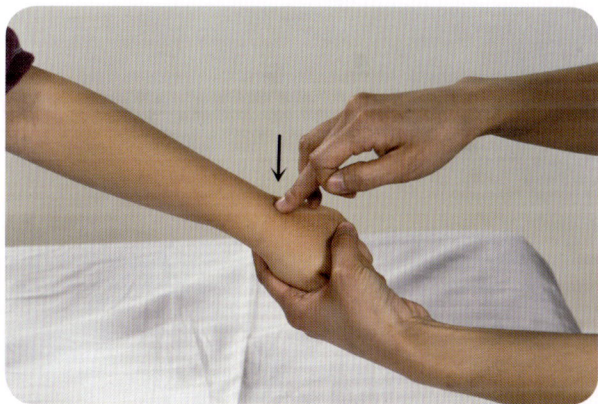

图2-6　指按法

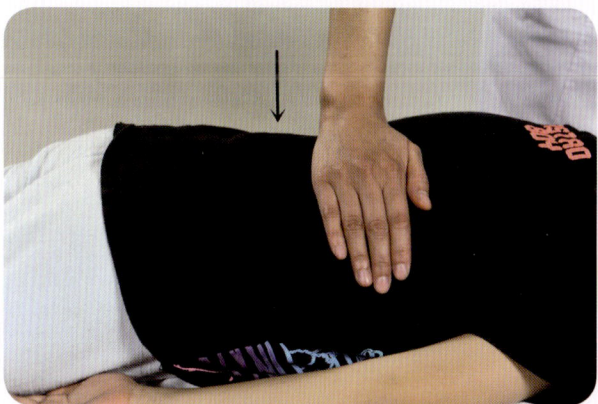

图2-7　掌按法

名　称	操作手法	动作要领	注意事项
摩　法	食、中、无名、小指4指并拢，指掌关节自然伸直，以指面或掌面附着在体表一定的部位或穴位上，前臂主动运动，做顺时针或逆时针方向的环形摩动。见图2-8	1. 肩、肘、腕放松 2. 前臂主动运动，带动指掌着力 3. 用力轻柔、和缓、均匀	指摩法宜稍轻快，掌摩法宜稍重缓
掐　法	手握空拳，拇指伸直，以拇指甲着力，吸定在治疗的部位上，逐渐用力进行切掐。见图2-9	1. 垂直用力切掐，可持续用力，也可间歇性增强刺激 2. 取穴宜准	1. 不宜反复长时间应用，更不能掐破皮肤 2. 掐后常用揉法，以缓和刺激、减轻疼痛
捏　法	1. 小儿俯卧，被捏部位裸露，操作者双手呈半握拳状，拳心向下，拳眼相对，用两拇指指面的前1/3处，吸定小儿龟尾穴旁的肌肤，拇、食、中3指同时用力夹持并稍提起该处皮肤，然后双手交替用力，自下而上，一紧一松挤压向前移动至大椎穴处。见图2-10 2. 小儿坐位或卧位，以一手的拇指与食、中2指的指面前1/3处相对着力，稍用力将治疗处的肌肤夹持住，一紧一松挤压轻揉被治疗的肌筋，并在该肌筋上下端之间做缓慢移动挤压。见图2-11	1. 肩、肘关节放松，腕指关节的活动要灵活、协调 2. 操作时既有节律性，又有连贯性 3. 操作时间和手法强度及挤捏面积的大小要适中，用力要均匀	1. 捏脊时要用指面着力，不能以指端着力挤捏，更不能将肌肤拧转，用力适度且需作直线移动 2. 捏拿肌肤不可过度，捏拿肌肤过多，则动作呆滞不易向前推进；过少则易滑脱
运　法	一手托握住小儿手臂，使被操作部位平坦向上，另一手以拇指或食指、中指的罗纹面着力，附着在治疗部位做弧形运动。见图2-12	1. 操作时，着力部轻贴小儿体表 2. 用力宜轻不宜重，只在皮肤表面运动，不带动皮下组织 3. 操作频率宜缓不宜急	操作时可配合使用润滑剂作为介质，以保护小儿皮肤

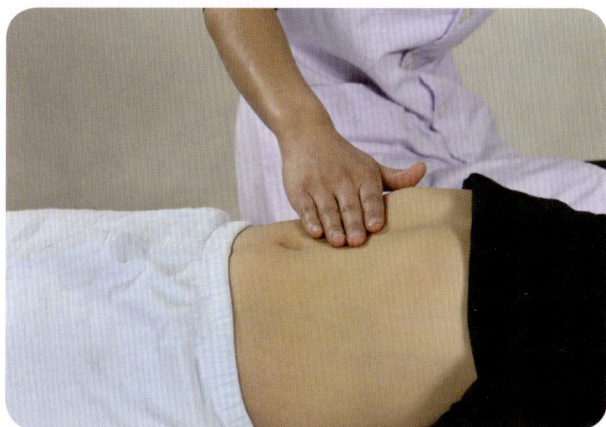

图2-8　摩法

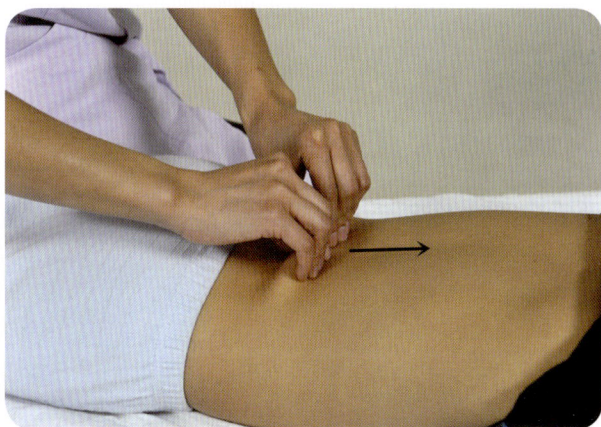

图2-10　捏法

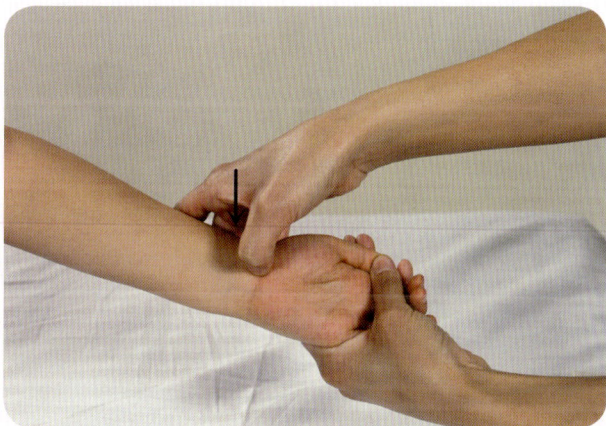

图2-9　掐法

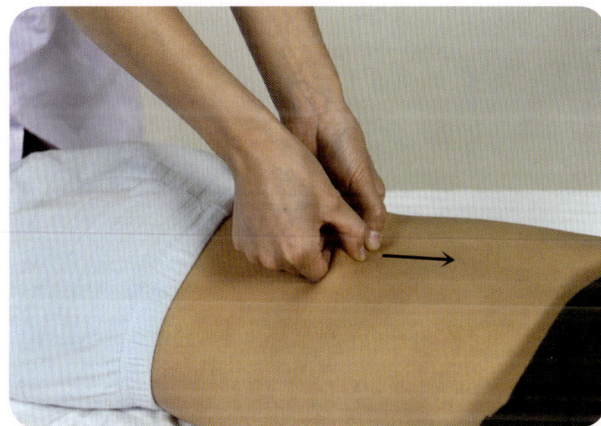

图2-11　捏法

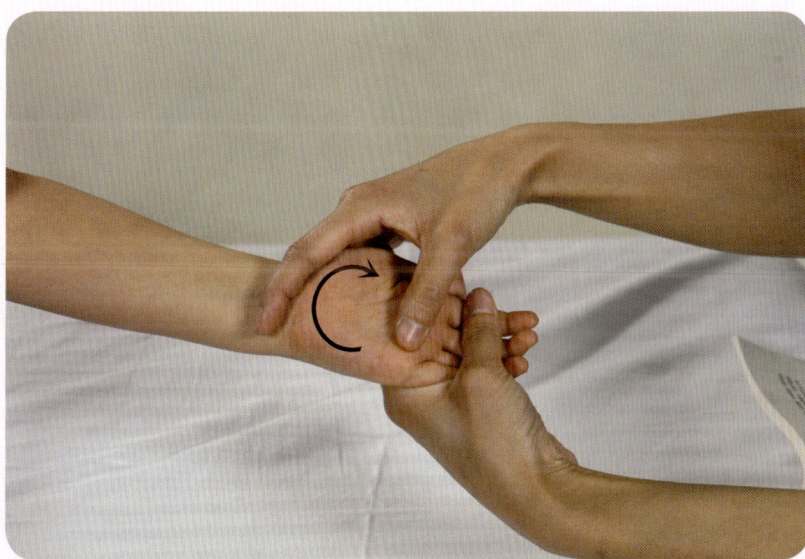

图2-12　运法

名 称	操作手法	动作要领	注意事项
捣 法	小儿坐位，一手握持住小儿食、中、无名、小指4指，使手掌向上，另一手的中指指端着力，其他手指屈曲相握，以腕关节做主动屈伸运动带动着力部分做有节奏的叩击穴位5～20次。见图2-13	1. 前臂为动力源，腕关节放松 2. 捣击时取穴要准确，发力要稳，而且要有弹性	1. 捣击不要用暴力 2. 操作前要将指甲修剪圆钝、平整，以免损伤小儿肌肤
拿 法	以单手或双手的拇指与食中2指的罗纹面的前1/3处相对着力，稍用力内收，夹持住小儿某一部位或穴位处的肌筋，进行一紧一松、轻重交替、持续不断的提捏动作。见图2-14	1. 肩、肘、腕关节要放松，着力部分要贴紧小儿被拿部位的肌肤 2. 操作时拇指与余指主动运动，以其相对之力进行提捏揉动 3. 用力要由轻而重，逐步渗透，且动作柔和而灵活	1. 操作中不能用指端与爪甲内扣 2. 操作时不可突然用力或使用暴力 3. 拿后继以揉摩手法，以缓解拿后之不适
擦 法	以指面或手掌面着力，附贴在小儿体表，稍用力下压，上臂前后摆动，肘关节做屈伸运动，带动前臂在小儿体表做上下或左右方向的直线往返摩擦运动。见图2-15	1. 直线往返运动，动作连续不断 2. 指擦法时往返距离宜小。掌擦法往返距离宜大	1. 不可推破皮肤 2. 操作时不可屏气 3. 擦后不再使用其他手法
搓 法	小儿坐位，以双手的指掌面着力，附着在肢体的两侧，相对用力夹持住小儿肢体做方向相反的来回快速搓揉，或做上下往返移动。见图2-16	用力对称，搓动快，移动慢，灵活连续	切忌用力生硬、粗暴，以免搓伤皮肤与筋脉

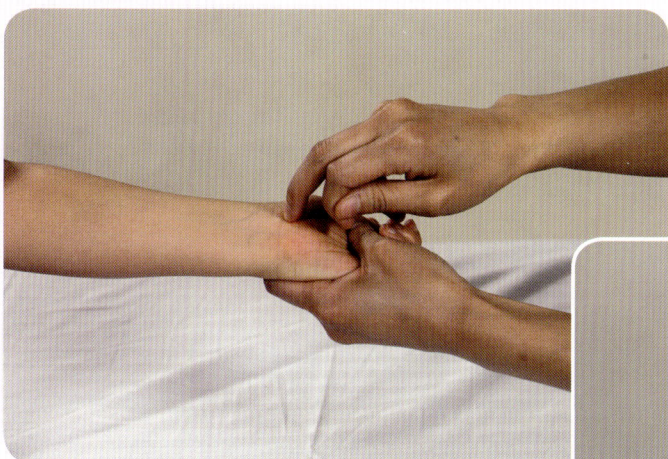

图2-13　捣法

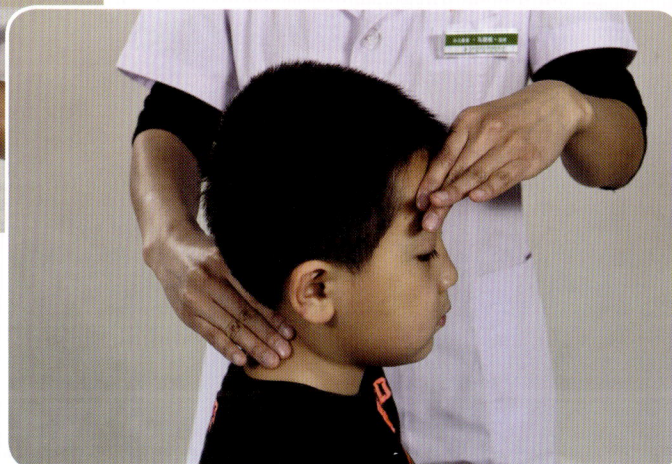

图2-14　拿法

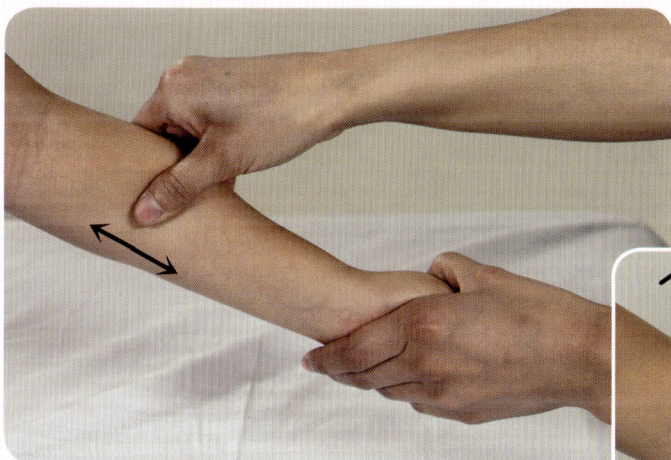

图2-15　擦法

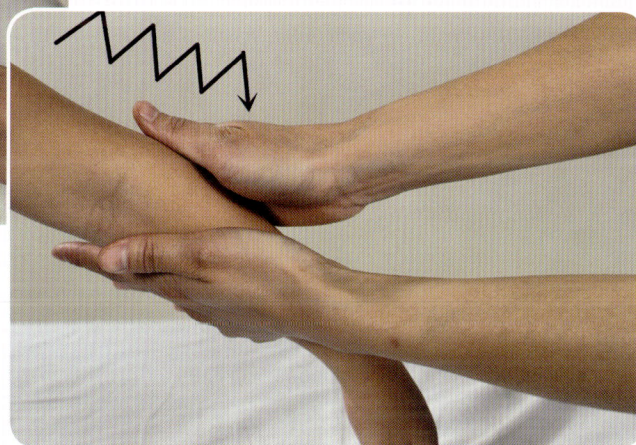

图2-16　搓法

名　称	操作手法	动作要领	注意事项
捻　法	小儿坐位，以拇指与食指罗纹面，或拇指罗纹面与食指中节的桡侧缘相对着力，夹捏住小儿需要治疗的部位，做对称性的往返快速。捻动见图2-17	用力要均匀、柔和，上下、左右移动要慢，要有连贯性，做到紧捻慢移	着力部位与被捻部位的皮肤不发生摩擦运动，但皮下组织有往返捻动感
刮　法	小儿坐位或卧位，以拇指桡侧缘或食指第2指节背侧尺侧缘着力或手握刮痧板等，用其光滑的边缘着力，蘸清水，或麻油、药水等液体润滑剂后，直接在小儿穴位上做由上往下，或由内向外的直线、单方向的快速刮动。见图2-18①，图2-18②	1. 着力部分要紧贴皮肤，压力要轻重适宜，宜使用介质 2. 操作时，要以肘关节为支点，腕关节的活动要放松灵活，节奏要轻快，用力要均匀 3. 以皮肤出现紫红色瘀斑为度	1. 不可刮破皮肤 2. 不可过度用力，要以小儿能忍受为度
摇　法	以一手托握住小儿需摇动关节的近端肢体，用另一手握住小儿需摇动关节的远端肢体，做缓和的顺时针，或逆时针方向的环形旋转运动。见图2-19	术者动作宜缓不宜急，宜轻不宜重，用力要稳	力量要由轻到重，摇动的速度不可过快

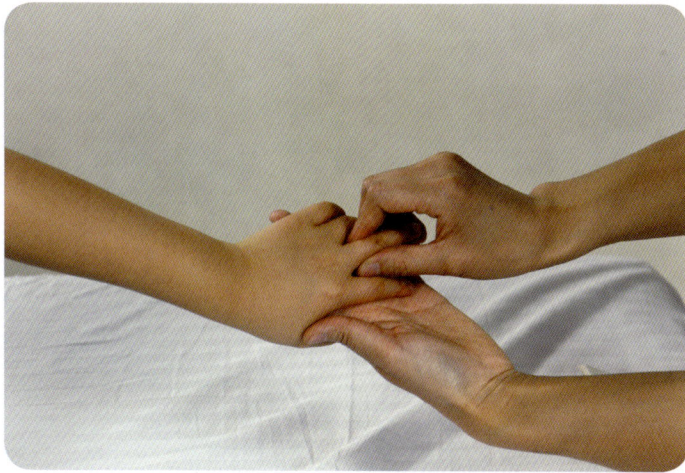

图2-17　捻法

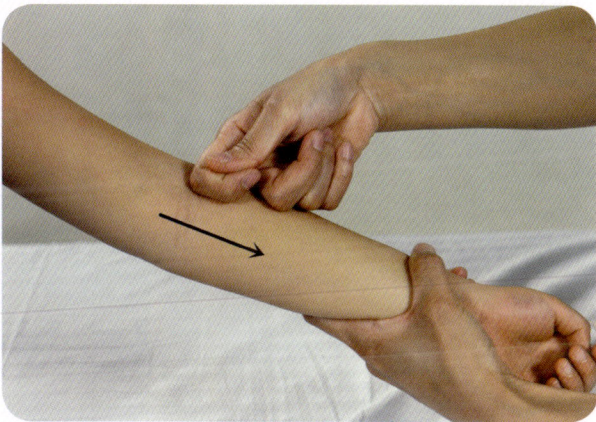

图2-18　刮法①

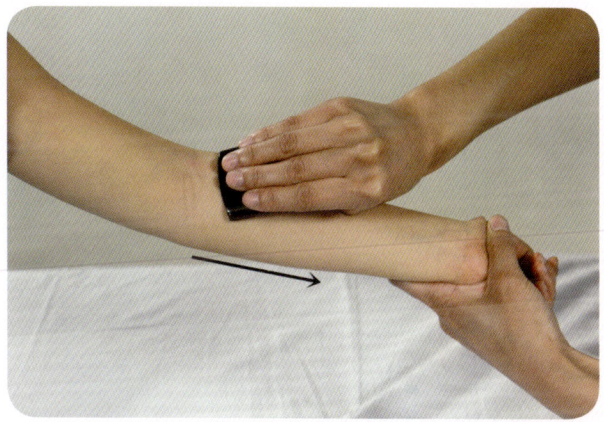

图2-18　刮法②

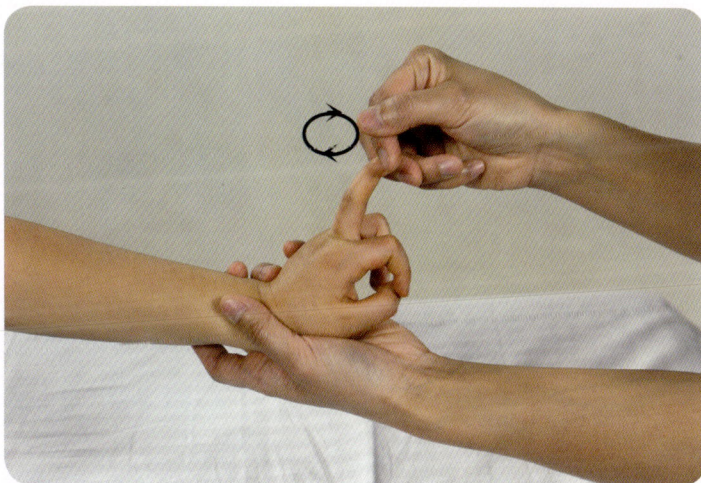

图2-19　摇法

小儿推拿常用复式手法

名 称	操 作	作 用	主 治
黄蜂入洞	一手轻扶小儿头部，另一手食、中两指端着力，紧贴小儿两鼻孔下缘处，腕关节主动带动着力部位做反复的揉动50～100次。见图2-20	发汗解表，宣肺通窍	外感风寒，发热无汗，急慢性鼻炎，鼻塞流涕，呼吸不畅等
双凤展翅	两手食、中两指夹小儿两耳向上提数次，再用一手或两手拇指端按掐眉心、太阳、听会、人中、承浆、颊车诸穴，每穴按、掐各3～5次，提3～5次。见图2-21	祛风寒，温肺经，止咳化痰	外感风寒，咳嗽多痰等上呼吸道疾患
二龙戏珠	用一手拿捏患儿食指、无名指的指端，用另一手拿捏患儿阴池、阳池两穴，边按捏边缓缓向上移动至曲池穴，如此5次左右。然后一手拿捏阴、阳两穴5～6次，另一手拿捏患儿食指、无名指的指端各摇动20～40次。见图2-22	调理阴阳，温和表里，通阳散寒，清热镇惊	寒热不和，四肢抽搐，惊厥等
按弦搓摩	小儿坐位或家长将其抱坐怀中，将小儿两手交叉搭在对侧肩上，操作者用两手掌面着力，轻贴在小儿两侧胁肋部，呈对称性地自上而下搓摩至肚角处50～500次。见图2-23	理气化痰，健脾消食	痰积，咳嗽气喘，胸胁不畅，腹痛，腹胀，饮食积滞，肝脾肿大等
揉脐及龟尾并擦七节骨	小儿仰卧位，操作者一手中指或食、中、无名3指罗纹面着力揉脐。小儿俯卧位，操作者再用中指或拇指罗纹面揉龟尾穴。最后再用拇指罗纹面自龟尾穴向上推至命门穴为补，或自命门穴向下推至龟尾穴为泻。操作100～300次。见图2-24	通调任督，调理肠腑，止泻导滞	泄泻，痢疾，便秘等
双龙摆尾	小儿仰卧位或坐位，操作者用一手托扶小儿腕处，另一手拿住小儿食指与小指，向下扯摇，并左右摇动。扯摇5～10次。见图2-25	行气，开通闭结	气滞、大小便闭结等

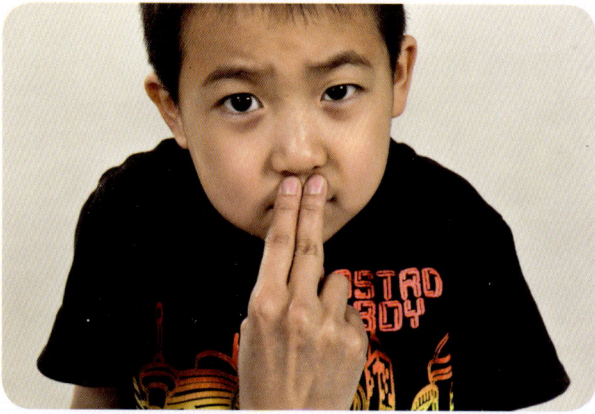

图2-20　黄蜂入洞

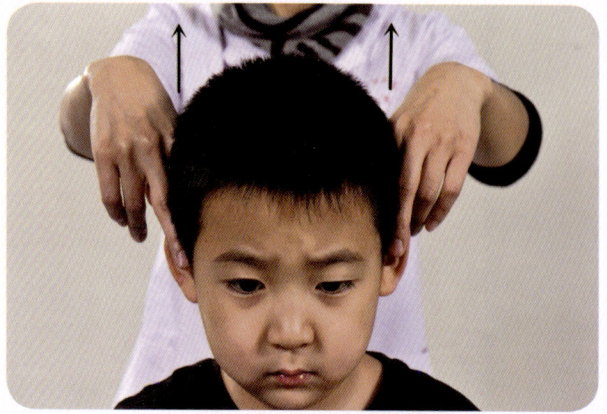

图2-21　双凤展翅

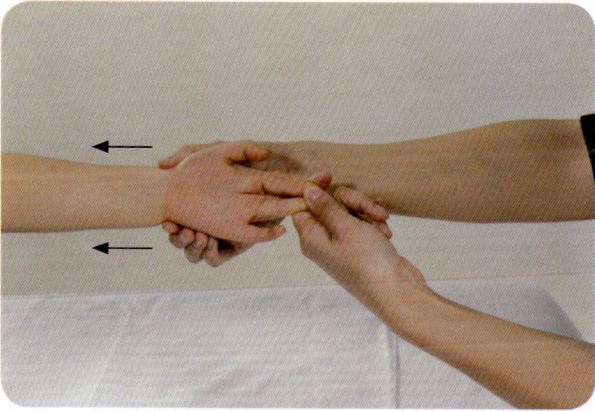

图2-22　二龙戏珠

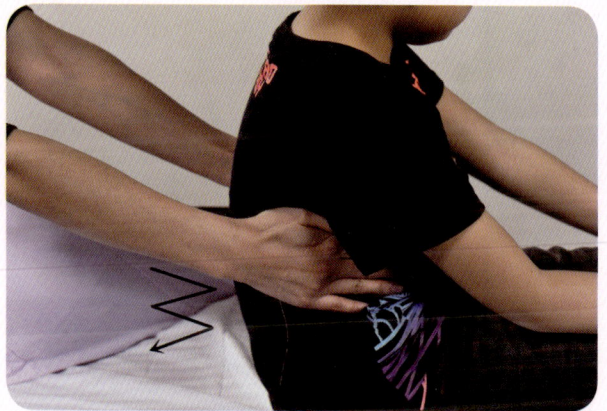

图2-23　按弦搓摩

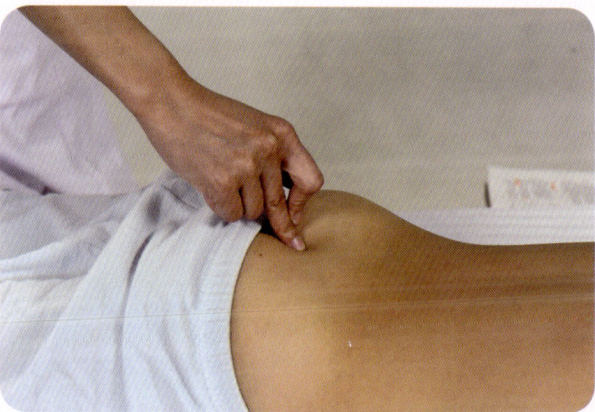

图2-24　揉脐及龟尾并擦七节骨

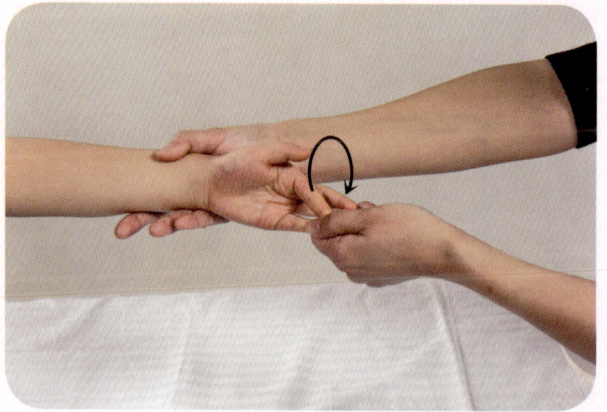

图2-25　双龙摆尾

名　称	操　作	作　用	主　治
猿猴摘果	小儿坐位或仰卧位，操作者用两手拇、食两指捏小儿螺蛳骨上皮，一扯一放，反复多次。见图2-26	健脾胃，化痰食	食积、寒痰、疟疾、寒热往来等
水底捞月	小儿坐位或仰卧位，操作者用一手握捏住小儿食、中、无名、小指4指，掌面向上，用冷水滴入小儿掌心，用另一手拇指罗纹面着力，紧贴小儿掌心并做旋推法，边推边用口对着掌心吹凉气，反复操作3～5分钟。见图2-27	清心，退热，泻火	高热神昏、烦躁不安、便秘等
打马过天河	小儿坐位或仰卧位，操作者用一手捏住小儿食、中、无名、小指4指，掌心向上，用另一手的中指面运内劳宫后，再用食、中、无名指3指由总筋起沿天河水打至洪池穴，或用食、中两指沿天河水弹击至肘弯处，弹击20～30遍。见图2-28	清热通络，行气活血	高热烦躁、神昏谵语、上肢麻木、抽搐等
运土入水	小儿坐位或仰卧位，操作者用一手握住小儿食、中、无名、小指4指，掌面向上，另一手大指外侧缘着力，自小儿脾土穴推起，沿手掌边缘，经小天心、掌小横纹，推运至小指端肾水穴止，呈单方向反复推运100～300次。见图2-29	滋补肾水，清脾胃湿热，利尿止泻	小便赤涩、频数，小腹胀满，泄泻，痢疾等
运水入土	小儿坐位或仰卧位，操作者用一手握住小儿食、中、无名、小指4指，掌面向上，另一手大指外侧缘着力，自小儿肾水穴推起，沿手掌边缘，经掌横纹、小天心，推运至拇指端脾土穴止，呈单方向反复推运100～300次。见图2-30	健脾运胃，润燥通便	脾胃虚弱的消化不良、食欲不振、便秘、腹胀、泻痢、疳积等
总收法	小儿坐位，操作者一手食指罗纹面着力，先掐、后按揉小儿肩井穴。另一手拇、食、中指3指拿捏住小儿食指和无名指，屈伸小儿上肢并摇动上肢20～30次。见图2-31	通行一身之气血，提神	久病体虚，内伤外感诸证，推拿操作结束之前用本法收尾

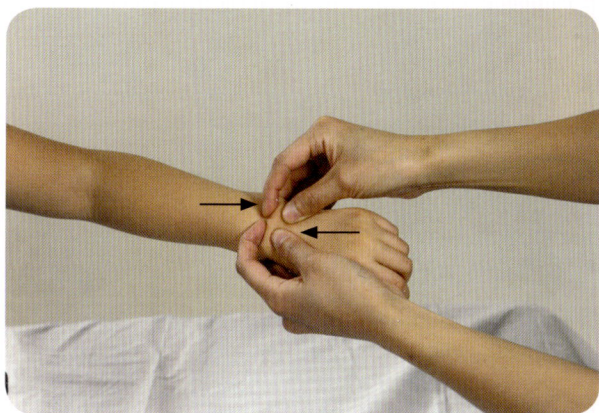

图2-26　猿猴摘果

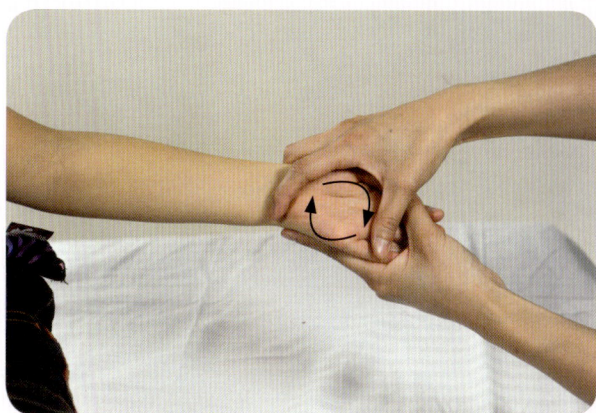

图2-27　水底捞月

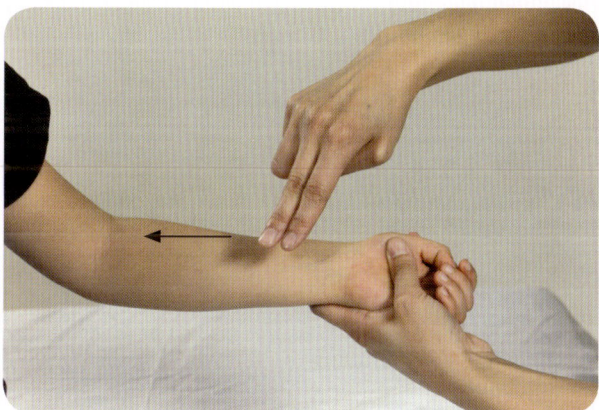

图2-28　打马过天河

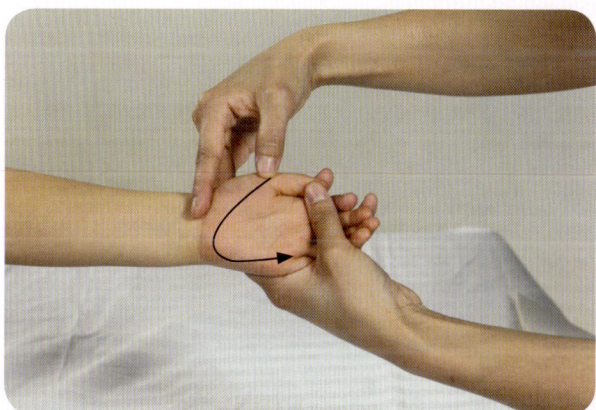

图2-29　运土入水

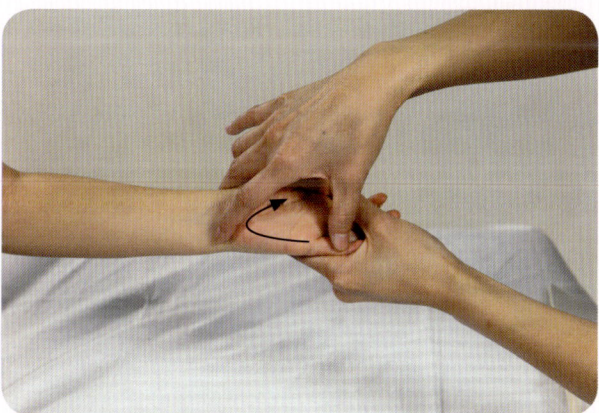

图2-30　运水入土

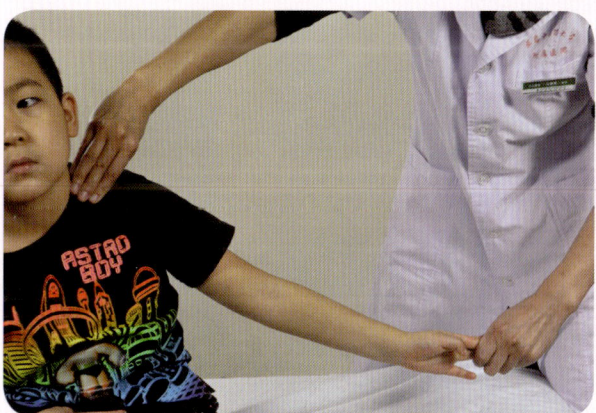

图2-31　总收法

第三章　小儿推拿常用穴位

头面颈项部穴位

本节以经穴为主，介绍百会、前顶门等18个常用穴位。用于治疗头面五官疾病、外感疾病、惊风抽搐等。

名　称	具体位置	操作方法	主　治
百　会	前发际正中直上5寸。见图3-1	拇指端按30～50次，揉100～200次	惊风、惊痫、烦躁、遗尿、脱肛等症
前顶门	头正中线，入前发际3.5寸，或于百会前1.5寸取穴。见图3-1	用拇指甲掐3～5次，揉20～30次	头痛、惊风、鼻塞等症
天　庭（神庭）	头正中线，入前发际0.5寸。见图3-1	用掐法或捣法自天庭掐（捣）至承浆；或揉约30次	口眼歪斜，头痛、癫痫等症
天　心	前额中部，天庭与眉心连线中点处。见图3-1	用拇指甲掐天心30次，或用罗纹面揉约30次	惊风、头痛、鼻塞、伤风等症
眉　心（印堂）	两眉内侧端连线中点处。见图3-1	用拇指甲在眉心处掐3～5次。或用拇指端揉20～30次	惊风、头痛、感冒等症
山　根	两目内眦中间，鼻梁上低凹处。见图3-1	用拇指甲掐穴处3～5次	惊风、昏迷、抽搐等症
准　头（鼻准）	鼻尖端。见图3-1	用拇指甲掐穴处3～5次	小儿惊风、昏厥、鼻出血等症
人　中	人中沟正中线上1/3与下2/3交界处。见图3-1	用拇指甲或食指甲掐穴位5～10次，或醒后即止	人事不省、窒息、惊厥或抽搐
天　门（攒竹）	两眉中间至前发际成一直线。见图3-1	以两拇指自下而上交替直推30～50次。或自眉心推至囟门30～50次	外感发热、头痛、小儿惊惕不安等症

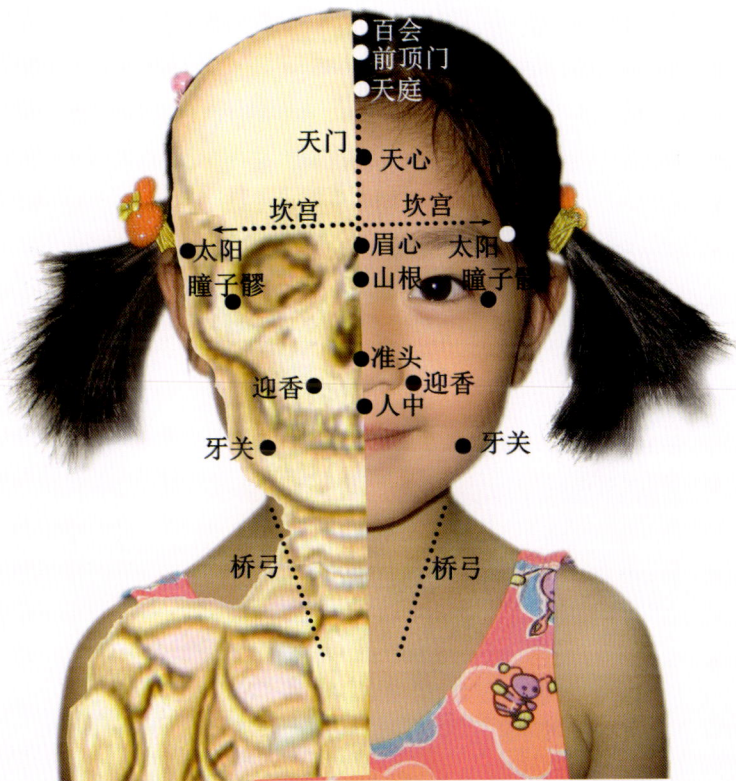

百会
前顶门
天庭
天门　天心
坎宫　坎宫
太阳　眉心　太阳
瞳子髎　山根　瞳子髎
准头
迎香　迎香
人中
牙关　牙关
桥弓　桥弓

图　3-1

名 称	具体位置	操作方法	主 治
坎 宫	自眉心起至眉梢成一横线。见图 3-1	用两拇指自眉心向两侧眉梢做分推 30～50 次	外感发热、头痛、目赤痛
太 阳	眉后凹陷处。见图 3-1	用两拇指桡侧自前向后直推 30～50 次。或用中指端揉穴处 30～50 次	外感发热
瞳子髎	目外眦后 0.5 寸,眶骨外侧凹陷中。见图 3-1	用两拇指掐穴处 3～5 次,揉 30～50 次	惊风、目赤肿痛
迎 香	鼻翼旁 0.5 寸,鼻唇沟中。见图 3-1	用食、中两指按揉穴处 20～30 次	感冒或慢性鼻炎等引起的鼻塞流涕、呼吸不畅
牙 关 (颊车)	下颌角前上方一横指,用力咀嚼时,咬肌隆起处。见图 3-1	用拇指按该穴 5～10 次,揉 30～50 次	牙关紧闭、口眼歪斜
桥 弓	在颈部两侧,沿胸锁乳突肌成一线。见图 3-1	在两侧胸锁乳突肌处揉 30 次,摩 50 次,拿 3～5 次	小儿肌性斜颈
脑 空	后头部,风池穴直上 1.5 寸为脑户穴,此穴旁开 3 寸与枕骨粗隆相平处为脑空穴。见图 3-2	用两拇指端揉 20～30 次;或用拇指甲掐 3～5 次	惊风、癫痫、头痛等
高 骨 (耳后高骨)	耳后入发际,乳突后缘高骨下凹陷中。见图 3-2	用拇指或中指端揉 30～50 次。或用两拇指运推 30～50 次	感冒头痛、神昏烦躁等症
天 柱	颈后发际正中至大椎穴成一直线。见图 3-2	用拇指或食、中指指面自上向下直推 100～300 次,或用汤匙边蘸水刮至皮下轻度瘀血即可	呕恶、外感发热、颈项强痛、暑热发痧等症

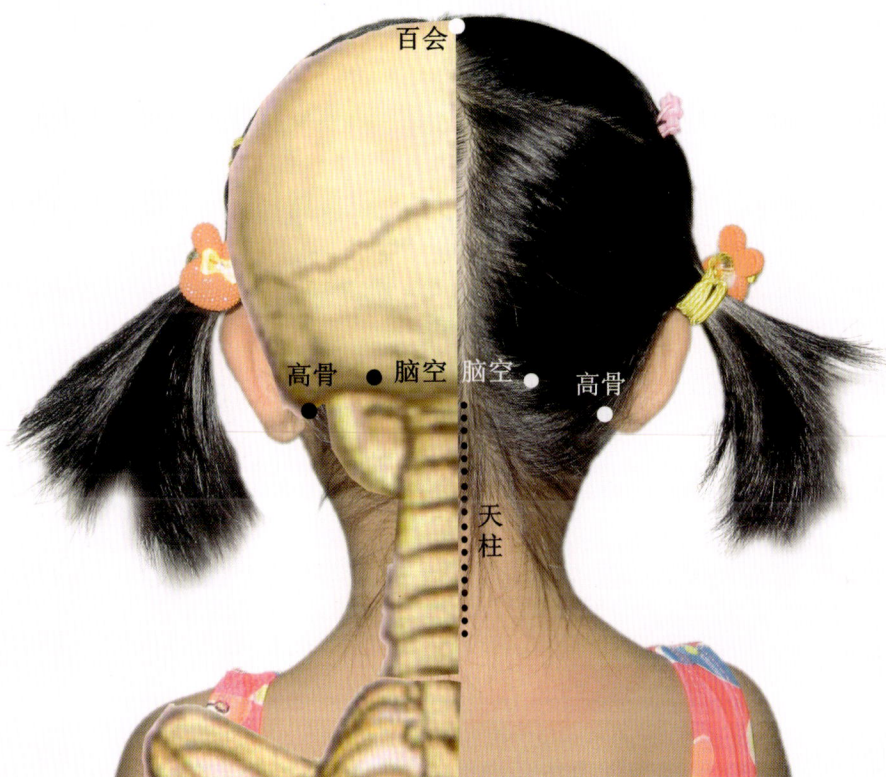

图 3-2

上肢部穴位

本节以小儿特定穴为主，介绍脾经、胃经等 49 个穴位。用于治疗消化系统、泌尿系统、呼吸系统疾病，及外感病症、热症等。

名　称	具体位置	操作方法	主　治
胃　经	拇指掌面近掌端第 1 节。见图 3-3	补胃经：以拇指罗纹面旋推小儿近掌端第 1 节 100 ~ 500 次。清胃经：以拇指端自掌根推向指根方向直推 100 ~ 500 次	补胃经常用于脾胃虚弱、消化不良、腹胀纳呆等症；清胃经常用于上逆呕恶、脘腹胀满、发热烦渴、便秘纳呆、衄血等症
少　商	拇指桡侧指甲角约 0.1 寸。见图 3-3	以拇指甲掐该穴 3 ~ 5 次	发热、咽喉肿痛、心烦、口渴、痢疾、感冒、昏迷等症
脾　经	拇指末节罗纹面。见图 3-3	补脾经：小儿拇指屈曲，以拇指端循小儿拇指指尖桡侧缘向指根方向直推 100 ~ 500 次。清脾经：小儿拇指伸直，以拇指指端自小儿指根直推至指尖方向 100 ~ 500 次	补脾经常用于食欲不振、肌肉消瘦、消化不良等症；清脾经常用于恶心呕吐、腹泻痢疾、食积等症
大　肠	食指桡侧缘，自食指尖至虎口成一直线。见图 3-3	以拇指罗纹面由小儿食指尖直推向虎口 100 ~ 500 次，反之则为清大肠	补大肠常用于虚寒腹泻、脱肛等病症；清大肠常用于湿热、积食滞留肠道、身热腹痛、痢下赤白、大便秘结等症
肝　经	食指末节罗纹面。见图 3-3	补肝经：以拇指罗纹面旋推小儿食指罗纹面 100 ~ 500 次。清肝经：以拇指端自指尖向指根方向直推 100 ~ 500 次	惊风、抽搐、烦躁不安、五心烦热等实症

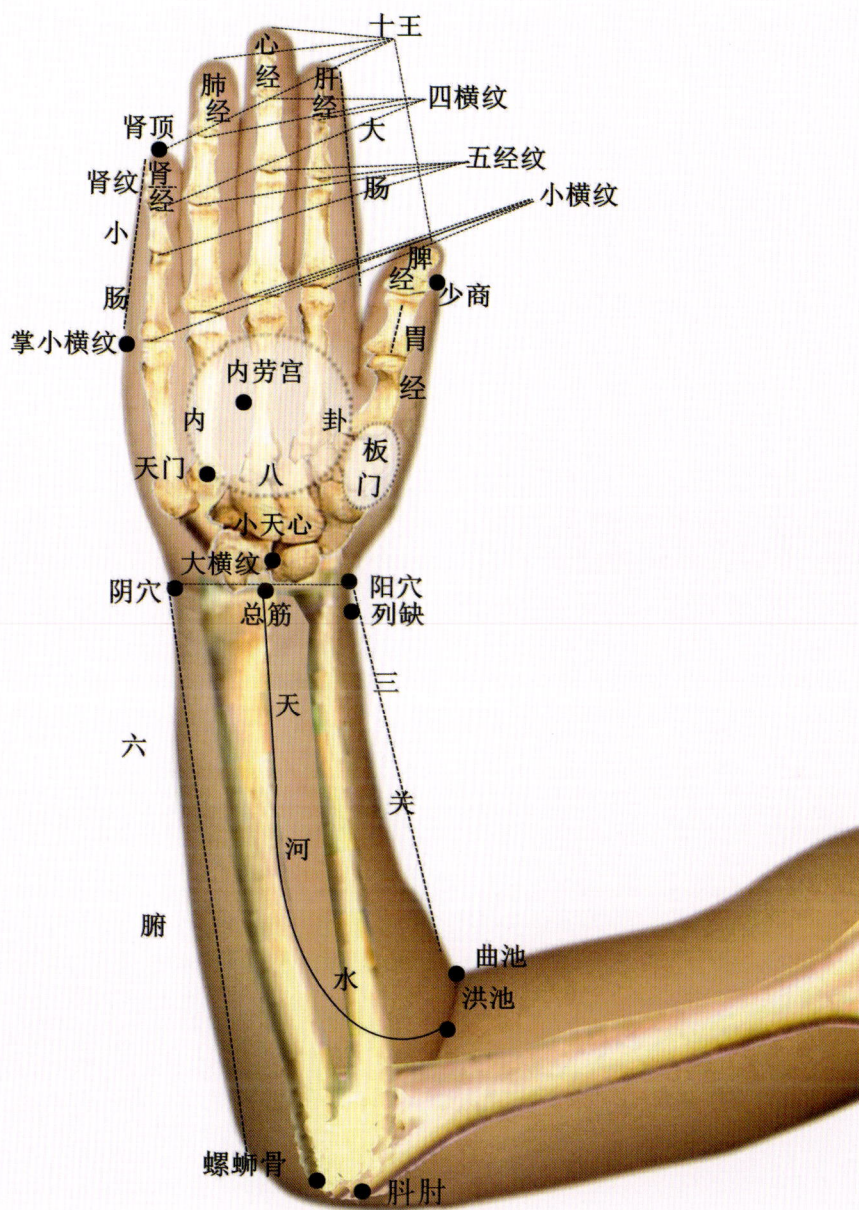

图　3-3

名 称	具体位置	操作方法	主 治
心 经	中指末节罗纹面。见图3-3	补心经：以拇指罗纹面旋推小儿中指罗纹面100～500次。清心经：以拇指端向指根方向直推100～500次	心火亢盛所致高热神昏、面赤口疮、小便短赤等症
肺 经	无名指末节罗纹面。见图3-3	补肺经：以拇指罗纹面旋推小儿无名指末节罗纹面100～500次。清肺经：以拇指指端向指根方向推100～500次	补肺经常用于咳喘、遗尿、自汗、盗汗等症；清肺经常用于脏热喘咳、感冒发热、便秘等症
肾 经	小指末节罗纹面。见图3-3	补肾经：以拇指罗纹面由儿指根直推向指尖100～500次。清肾经：以拇指自指端向指根方向直推100～500次	补肾经常用于先天不足、久病体虚、久泻、多尿、遗尿、虚汗、喘息等症；清肾经常用治膀胱蕴热、小便赤涩、腹泻等病症
肾 顶	小指顶端。见图3-3	固定小儿手，以中指或拇指端按揉小儿小指顶端100～500次	自汗、盗汗或大汗淋漓不止等症
肾 纹	手掌面、小指第2指间关节横纹处。见图3-3	固定小儿手，以中指或拇指端按揉小儿小指第2指间关节横纹处100～500次	目赤肿痛、口舌生疮、弄舌、高热、呼吸气凉、手足逆冷等症
小 肠	小指尺侧边缘，自指尖到指根成一直线。见图3-3	补小肠：以拇指罗纹面由小儿小指尖推向指根100～500次，反之则为清小肠	补小肠常用于下焦虚寒、多尿、遗尿等症；清小肠多用于小便短赤不利、尿闭、水泻等症
掌小横纹	掌面小指根下，尺侧掌纹头。见图3-3	以中指或拇指端按揉小儿小指根下尺侧掌纹头100～500次	百日咳、肺炎、肺部湿性啰音、喘咳、口舌生疮等症

名　称	具体位置	操作方法	主　治
五　经	拇、食、中、无名、小指末节罗纹面，即脾、肝、心、肺、肾经	以拇指或中指端由小儿拇指尖至小指尖做运法50～100次	相应脏腑病证。也可用于6个月之内的婴儿发热
十　王（十宣）	十指尖指甲内赤白肉际处。见图3-3	使小儿手掌向外，手指向上，以手拇指甲先掐小儿中指，然后逐指掐之，各掐3～5次，或醒后即止	高热惊风、抽搐、昏厥、两目上视、烦躁不安、神呆等症
四横纹	掌面食、中、无名、小指第1指间关节横纹处。见图3-3	固定小儿手，以手拇指甲自小儿食指至小指依次掐3～5次，或一手将小儿4指并拢，用另一手大拇指罗纹面从儿食指横纹处推向小指横纹处100～300次	胸闷痰喘、疳积、腹胀、气血不和、消化不良等症
五经纹	5指掌面第2指间关节之横纹。见图3-3	以一手夹持儿5指以固定，另一手以拇指或中指端由小儿拇指第1节至小指第1节运50～100次，或推50～100次	相关脏腑病证
小横纹	掌面食、中、无名、小指掌指关节横纹处。见图3-3	固定小儿手，以手拇指甲由小儿食指依次掐至小指3～5次	肺部干性啰音、脾胃热结、口唇破烂，及腹胀等症
内劳宫	掌心中，屈指时中指端与无名指端之间中点。见图3-3	以拇指端或中指端揉穴处100～300次，或用拇指指腹自小指根掐运，经掌小横纹、小天心至内劳宫止，运10～30次	口舌生疮、发热、烦渴等症

名　称	具体位置	操作方法	主　治
内八卦	手掌面，以掌心为圆心，从圆心至中指根横纹的2/3处为半径，所作圆周，八卦穴即在此圆周上。共8个方位，即：乾、坎、艮、震、巽、离、坤、兑。见图3-3	使小儿掌心向上，拇指按定离卦，以手食、中2指夹持小儿拇指，拇指自乾卦运至兑卦100～500次，称顺运内八卦，反之则称逆运内八卦。根据症状，可按部分运100～200次，称分运八卦	顺运内八卦主要用于痰结喘嗽、乳食内伤、胸闷、腹胀、呕吐及纳呆等症；逆运内八卦主要用于痰喘呕吐等症
天门	手掌心内侧"乾宫"处。见图3-3	使小儿掌心向上，以中指端或拇指端由穴处推向拇指尖50次。由食指尖推向虎口或反之推50次	消化不良
小天心	大小鱼际交接处凹陷中。见图3-3	使小儿掌心向上，以中指端揉穴处100～150次，或以拇指甲掐3～5次，或用中指尖或屈曲的指间关节捣10～30次	目赤肿痛、口舌生疮、惊惕不安、小便短赤、新生儿硬皮病、黄疸、遗尿、水肿、痘疹欲出不透惊风抽搐、夜啼等症
板门	手掌大鱼际平面。见图3-3	以拇指端揉小儿大鱼际平面50～100次，或用推法自指根推向腕横纹100～300次	乳食停积、食欲不振、嗳气、腹胀、腹泻、呕吐等症
大横纹	仰掌，掌后横纹。见图3-3	以两手相对挟持小儿手，两拇指置小儿掌后横纹中央，由总筋向两旁分推30～50次，或自两侧向总筋合推30～50次	寒热往来、烦躁不安以及乳食停滞、腹胀、腹泻、呕吐、痰结喘嗽、胸闷等症
阳穴	在腕横纹桡侧端。见图3-3	以一手握住小儿掌指，使掌面向下，用另一手拇指甲着力掐该穴约3～5次	感冒、寒热往来、咳嗽、气喘等病症

名　称	具体位置	操作方法	主　治
总　筋	掌后腕横纹中点。见图 3-3	固定小儿手，以拇指端按揉掌后腕横纹中点 100～300 次，或用拇指甲掐 3～5 次	口舌生疮、潮热、夜啼、惊风抽搐等症
列　缺	在桡骨茎突上方，腕横纹上 1.5 寸。见图 3-3	使小儿手掌背向上，以拇指甲掐穴处 3～5 次，或拇、食指拿 5～10 次	感冒、无汗、惊风、昏厥等症
三　关	前臂桡侧缘，阳池（太渊）至曲池成一直线。见图 3-3	以拇指桡侧面或食、中指腹自腕横纹推向肘 100～500 次，或屈小儿拇指，自拇指外侧端推向肘	四肢厥冷、面色无华、食欲不振、疳积、吐泻、感冒、怕冷无汗，或疹出不透等症
天河水	前臂正中，自总筋至洪池成一直线。见图 3-3	以食、中指腹自腕横纹推向肘横纹 100～500 次	五心烦热、口燥咽干、唇舌生疮、夜啼等症
六　腑	前臂尺侧，阴池至肘肘成一直线。见图 3-3	一手持小儿腕部以固定，另一手拇指或食、中指面自肘横纹推向腕横纹 100～500 次	脏腑郁热积滞、壮热烦渴、腮腺炎，及肿毒等实热证
洪　池（曲泽）	仰掌，肘部微屈，当肱二头肌腱内侧。见图 3-3	以一手拇指按穴位上，另一手拿小儿 4 指摇 5～10 次	关节疼痛、气血不和
曲　池	屈肘成直角，肘横纹外侧纹头与肱骨外上髁连线的中点。见图 3-3	使小儿屈肘，一手托住其腕部，另一手握住小儿肘部，以拇指甲掐揉该穴 30～50 次	风热感冒、咽喉肿痛、上肢痿软、咳喘、嗳气、腹痛、呕吐、泄泻等症
老　龙	中指甲根后 0.1 寸处。见图 3-4	以拇指甲掐小儿穴位处 3～5 次，或醒后即止	急惊风、高热抽搐、不省人事

名　称	具体位置	操作方法	主　治
端　正	中指甲根两侧赤白肉处，桡侧称左端正，尺侧称右端正．见图3-4	以拇指甲掐或用拇指罗纹面揉穴处，掐5次，揉50次	呕吐、腹泻、小儿惊风抽搐等症
五指节	掌背5指的第1指间关节。见图3-4	使小儿掌面向下，以手拇指甲由小指或从拇指依次掐该穴3～5次，揉30～50次，或以拇、食指揉搓30～50次	惊惕不安、惊风、胸闷、痰喘、咳嗽等症
二扇门	掌背中指根本节两侧凹陷处。见图3-4	以食、中指端揉穴处100～500次。或两手食、中两指固定小儿腕，令手掌向下，无名指托其手掌，然后用两拇指甲掐穴3～5次，继而揉之	风寒外感
后　溪	轻握拳，第5掌指关节尺侧后方横纹头凹陷中，赤白肉际处取穴。见图3-4	使小儿握拳，以拇指甲掐本穴3～5次，揉20～50次。或上、下直推穴处50次	小便赤涩不利、遗尿等症
二人上马	手背无名指、小指指掌关节后陷中。见图3-4	使小儿手心向下，以手拇指甲掐穴处3～5次，或以拇指端揉100～500次	潮热烦躁、牙痛、小便赤涩淋沥等症
威　灵	手背2、3掌骨缝间。见图3-4	使小儿掌背向上，以拇指甲掐穴处5次，继以揉之，或醒后即止	急惊暴死
精　宁	手背第4、第5掌骨缝间。见图3-4	使小儿掌背向上，以拇指甲掐穴处5次，继以揉之	痰食积聚、气吼痰喘、干呕、疳积等症

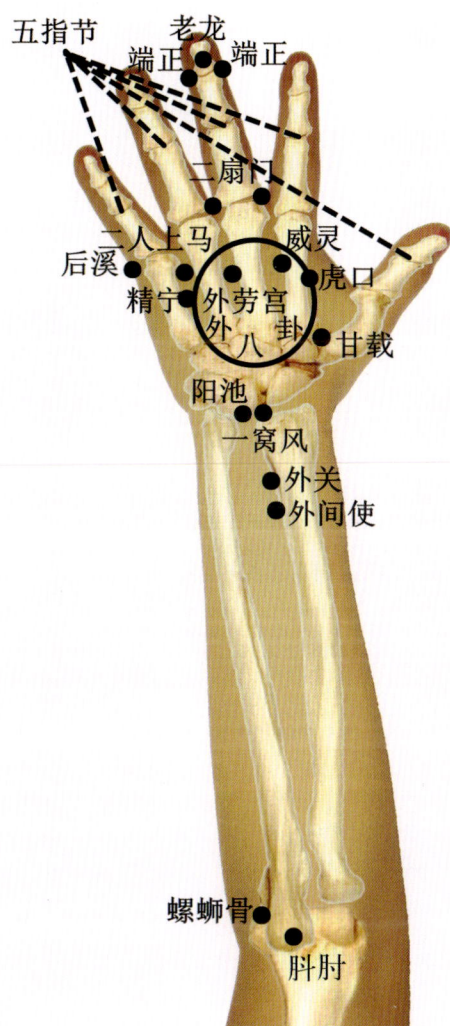

五指节
老龙
端正　端正
二扇门
二人上马　威灵
后溪　虎口
精宁　外劳宫
外八卦　甘载
阳池
一窝风
外关
外间使
螺蛳骨
肘肘

图　3-4

名　称	具体位置	操作方法	主　治
外劳宫	掌背中，与内劳宫相对处。见图3-4	使小儿掌背向上，以中指端揉穴处100～300次，或以拇指甲掐3～5次	外感风寒、鼻塞流涕、脏腑积寒、完谷不化、肠鸣腹泻、寒痢腹痛、疝气、脱肛、遗尿等症
虎口（合谷）	手背第1、2掌骨之间，近第2掌骨中点的桡侧。见图3-4	使小儿手大拇指侧在上，以手食、中两指固定小儿腕部，用拇指甲掐穴处3～5次，揉100～300次	发热无汗、头痛、项强、面瘫、口噤、便秘、呕吐、嗳气呃逆、鼻衄等症
甘载	手背合谷后，第1、2掌骨交接处凹陷中。见图3-4	使小儿手大拇指侧在上，以手食、中两指固定小儿腕部，用拇指甲掐穴处3～5次，继而揉100～300次	昏厥、不省人事、惊风、抽搐等症
外八卦	掌背外劳宫周围，与内八卦相对处。见图3-4	令小儿掌背向上，以拇指做顺时针方向掐运100～300次	胸闷、腹胀、便结等症
一窝风	手背腕横纹正中凹陷处。见图3-4	以中指或拇指端揉穴处100～300次	腹痛、痹痛等症
阳池	在第3、4掌骨直上腕背横纹凹陷处。见图3-4	令小儿手掌面向下，以拇指甲掐穴处3～5次，继而以中指端揉100～300次	头痛、便秘、小便不利
外关	腕背横纹上2寸，尺、桡骨之间。见图3-4	用拇指甲掐穴处3～5次，揉100～200次，或用拇指或中指端向上直推50～100次	小儿腹泻、感冒、腰背疼痛
外间使（膊阳池、支沟）	前臂，尺骨与桡骨之间，与内间使相对。腕背横行上3寸处。见图3-4	以拇指甲掐穴处3～5次，继而用拇指端或中指端揉100～500次	小儿感冒头痛、腹泻、腹痛

名 称	具体位置	操作方法	主 治
螺蛳骨	屈肘，掌心向胸，尺骨小头桡侧缘骨缝中。见图3-4	以拇指、食指捏提该处皮肤10～20次	消化不良、潮热、惊悸等症
肘肘	在肘关节尺骨鹰嘴突处。见图3-4	以一手固定儿臂肘，另一手拇、食两指叉入虎口，同时用中指按天门穴，屈小儿之手，上下摇20～30次。或用拇指端掐3～5次，揉20～30次	上肢痿痹、痞积

胸腹部穴位

本节以经穴、面状穴为主，介绍天突、膻中等11个穴位。用于治疗小儿消化系统疾病。

名称	具体位置	操作方法	主 治
天突	胸骨上窝正中，正坐仰头取穴。见图3-5	以手中指端按或揉该穴10～30次。或以食指或中指端微屈，向下用力点3～5次，或用两手拇、食指捏挤天突穴，至皮下瘀血成红紫色为止	痰喘、呕吐
膻中	两乳头连线中点，胸骨中线上，平第4肋间隙。见图3-5	小儿仰卧，以中指端揉该穴50～100次。或以两拇指指端自穴中向两侧分推至乳头50～100次	呕吐、呃逆、嗳气、喘咳、吐痰不利等症
中脘	前正中线,脐上4寸处。见图3-5	小儿仰卧，以指端或掌根按揉中脘100～300次。或用掌心或4指摩中脘5分钟，或用食、中指端自中脘向上直推至喉下或自喉向下推至中脘100～300次	泄泻、呕吐、腹胀、腹痛、食欲不振等症
腹	腹部	小儿仰卧，用两拇指端沿肋弓角边缘或自中脘至脐，向两旁分推100～200次。或用掌面或4指摩腹5分钟	乳食停滞、胃气上逆引起之恶心、呕吐、腹胀、厌食等症
脐	脐中。见图3-5	小儿仰卧，以中指端或掌根揉100～300次；或用拇指和食、中2指抓住肚脐抖揉100～300次，或以掌或指摩肚脐	小儿腹泻、便秘、腹痛、疳积等症

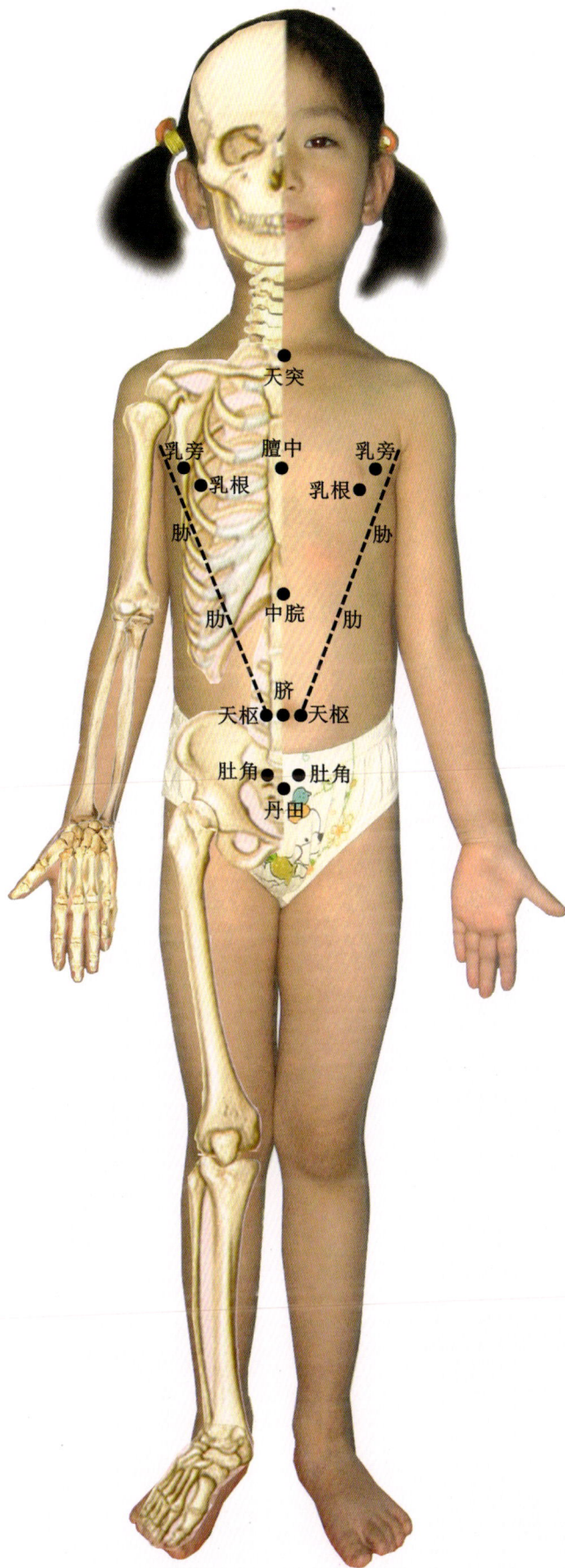

天突
膻中
乳旁　　　　　　乳旁
　　乳根　　乳根
胁　　　　　　　胁
胁　　中脘　　　胁
　　脐
天枢　天枢
肚角　肚角
丹田

图　3-5

名称	具体位置	操作方法	主治
丹田	小腹部，脐下2寸与3寸之间。见图3-5	小儿仰卧，以掌摩穴处2～3分钟，或用拇指或中指端揉100～300次	小儿先天不足，腹痛、疝气、遗尿、脱肛等症
乳旁	乳外旁开0.2寸。见图3-5	以两手4指扶小儿两胁，再以两拇指于穴位处揉30～50次	胸闷、咳嗽、痰鸣、呕吐等症
乳根	乳头直下0.2寸，第5肋间隙。见图3-5	以两手4指扶小儿两胁，再以两拇指于穴位处揉30～50次	咳嗽、胸闷、痰鸣等症
胁肋	从腋下两胁至天枢处。见图3-5	小儿正坐，以两手掌自小儿两胁腋下搓摩至天枢处50～100次	小儿食积、胸闷、腹胀、肝脾肿大等症
天枢	脐旁2寸。见图3-5	小儿仰卧位。用食、中指端按揉左右两穴50～100次	急慢性胃肠炎，及消化功能紊乱引起的腹泻、呕吐、食积、腹胀、大便秘结等症
肚角	脐下2寸(石门)旁开2寸之大筋。见图3-5	小儿仰卧，术者用拇、食、中3指深拿3～5次，或用中指端按穴处3～5次	腹痛

背腰骶部穴位

本节以经穴和线状穴为主,介绍肩井、大椎等 11 个穴位。用于治疗小儿腰、背、颈,及四肢疾病、消化系统疾病、外感疾病、惊风抽搐等。

名称	具体位置	操作方法	主治
肩 井	在肩上,督脉大椎穴（第 7 颈棘突最高点）与肩峰连线之中点。见图 3-6	小儿坐位,以双手拇指与食、中两指相对着力,提拿该处筋肉 3 ~ 5 次	感冒、惊厥,上肢抬举不利、肩背痛、项强等病症
大 椎	在后正中线,当第 7 颈椎棘突与第一胸椎棘突之间凹陷处。见图 3-6	用拇指或中指指端按压大椎 30 ~ 50 次。或用拇指、中指指端揉动大椎 30 ~ 50 次,也可用汤匙或钱币之光滑边缘蘸水或油,在大椎穴上下刮之,至局部皮肤出现紫红瘀斑为度	感冒发热、项强、中暑发热等症
风 门	在第 2 胸椎棘突下,督脉旁开 1.5 寸处。见图 3-6	用拇指端或食、中两指的指端着力,在一侧或两侧风门穴上做按法或揉法 20 ~ 50 次	外感风寒、咳嗽气喘、骨蒸潮热、盗汗等病症
肺 俞	在第 3 胸椎棘突下,督脉身柱穴旁开 1.5 寸处。见图 3-6	以两手拇指或一手食、中两指的指端或罗纹面着力,同时在两侧肺俞穴上揉动 50 ~ 100 次	呼吸系统疾病,如外感发热、咳嗽、痰鸣等病症
中 枢	在第 10 胸椎棘突下。见图 3-6	以拇指端着力,按压中枢穴 3 ~ 5 次,或用拇指或中指罗纹面着力,在穴处揉动 30 次	胃痛、腰痛、胆囊炎等病症

名称	具体位置	操作方法	主治
脾俞	在第11胸椎棘突下,督脉脊中穴旁开1.5寸处。见图3-6	以拇指罗纹面着力,在一侧或两侧脾俞穴上揉动50～100次	呕吐、腹泻、疳积、食欲不振、黄疸、水肿、慢惊、四肢乏力等病症
肾俞	在第2腰椎棘突下,督脉命门穴旁开1.5寸处。见图3-6	以拇指罗纹面着力,在肾俞穴上揉动50～100次	腹泻、便秘、哮喘、少腹痛、下肢痿软、乏力等病症
腰俞（腰眼）	在第3、4腰椎棘突间旁开3～3.5寸凹陷处。见图3-6	以双手拇指端或罗纹面着力,按揉两侧腰俞穴15～30次	腰痛、下肢瘫痪、泄泻等病症
七节骨	在第4腰椎(督脉腰阳关穴)至尾椎骨端(督脉长强穴)成一直线。又说自第2腰椎(督脉命门穴)至尾椎骨端(长强穴)成一直线。见图3-6	以拇指罗纹面桡侧或食、中两指罗纹面着力,自下向上做直推法100～300次,也可自上向下	虚寒腹泻、气虚下陷、遗尿、便秘、痢疾等病症
龟尾（长强）	在尾椎骨端。见图3-6	以拇指端或中指端着力,在龟尾穴上揉动100～300次	泄泻、便秘、脱肛、遗尿等病症
脊柱	在后正中线上,自第一胸椎(大椎穴)至尾椎端(龟尾穴)成一直线。见图3-6	以食、中两指罗纹面着力,自上而下在脊柱穴上做直推法100～300次。或以拇指与食、中两指呈对称着力,自龟尾开始,向上挤捏推进至大椎穴处,反复操作3～7遍	发热、惊风、夜啼、疳积、腹泻、腹痛、呕吐、便秘等症

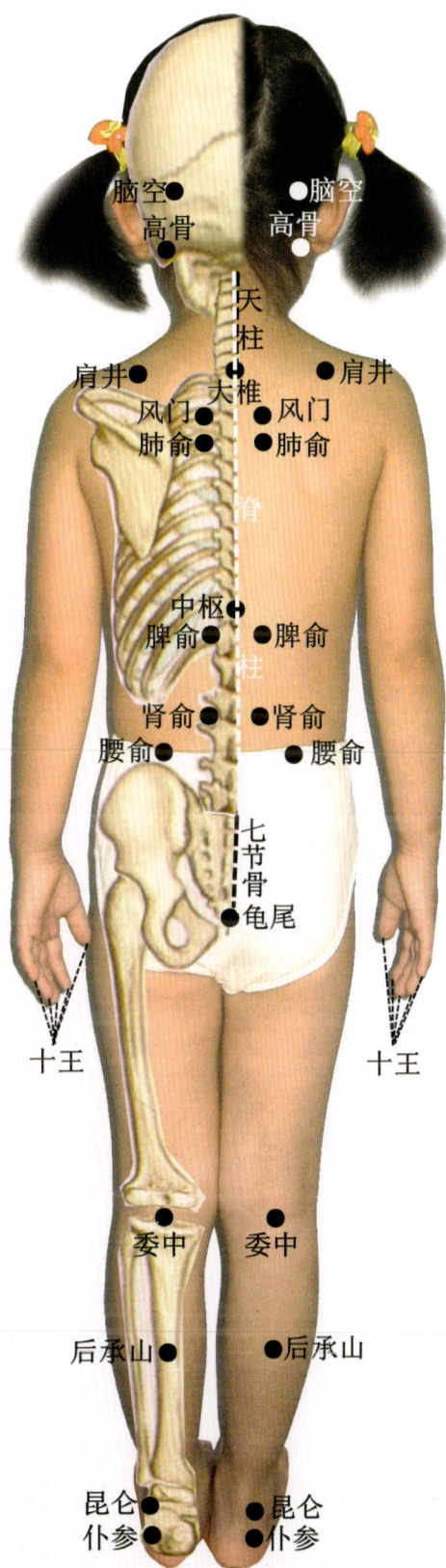

脑空● ●脑空
高骨● ●高骨
天柱
肩井● ●肩井
大椎
风门● ●风门
肺俞● ●肺俞
脊
中枢●
脾俞● ●脾俞
柱
肾俞● ●肾俞
腰俞● ●腰俞
七节骨
龟尾
十王
十王
委中● ●委中
后承山● ●后承山
昆仑● ●昆仑
仆参● ●仆参

图 3—6

下肢部穴位

本节以经穴为主，介绍箕门、百虫等16个穴位。用于治疗小儿泌尿系统及下肢疾病，亦可用于治疗消化系统疾病。

名称	具体位置	操作方法	主　治
箕　门	在大腿内侧，膝盖上缘至腹股沟成一直线。见图3-7	以食、中两指罗纹面着力，自膝盖内侧上缘向上直推至腹股沟处100～300次。或以拇指与食、中两指相对着力，提拿该处肌筋3～5次	癃闭、小便赤涩不利、尿闭、水泻及该处痿软无力等病症
百　虫	在膝上内侧肌肉丰厚处，当髌骨内上缘2.5寸处。见图3-7	以拇指指端或罗纹面的前1／3处着力，稍用力按揉百虫穴10～30次。或用拇指与食中两指指端着力，提拿百虫穴3～5次	四肢抽搐、下肢痿不用
内、外膝眼	在髌骨下缘，髌韧带内外侧凹陷中。内侧为内膝眼、外侧为外膝眼。见图3-7	以手拇指端或拇、食两指端同时着力，稍用力按压一侧或内外膝眼穴10～20次	下肢痿软无力、惊风抽搐、膝痛等病症
足三里	在外膝眼下3寸，距胫骨前嵴约1横指处，当胫骨前肌上。见图3-7	以拇指端或罗纹面着力，稍用力按揉20～100次	腹胀、腹痛、呕吐、泄泻等消化系统疾病，及下肢痿软、乏力等病症
前承山	在前腿胫骨旁，与后承山相对处，约当膝下8寸。见图3-7	以拇指爪甲掐该穴3～5次，或用拇指罗纹面揉该穴30次左右	惊风、下肢抽搐、下肢痿软、无力等病症
丰　隆	丰隆在外踝尖上8寸，胫骨前缘外侧胫腓骨之间。见图3-7	以拇指或中指端着力，稍用力在丰隆穴上揉动50～100次	痰涎壅盛、咳嗽气喘等病症

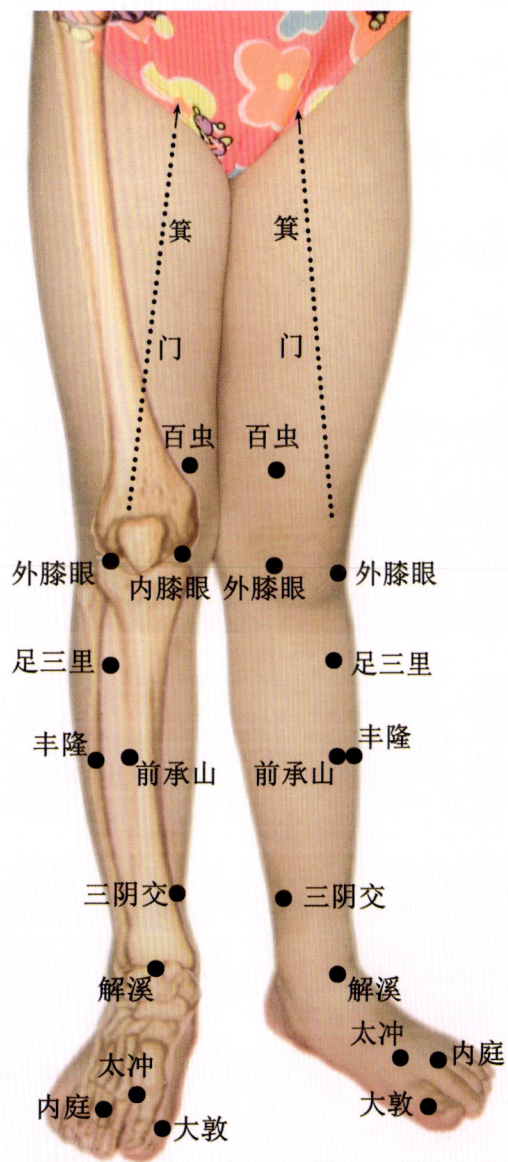

图 3-7

名称	具体位置	操作方法	主　治
三阴交	在内踝高点直上3寸，当胫骨内侧面后缘处。见图3-7	以拇指或食指、中指的罗纹面着力，稍用力按揉20～50次左右。或用拇指罗纹面着力，做自上而下或自下而上的直推法100～200次	泌尿系统疾病、下肢痹痛、瘫痪、惊风、消化不良等病症
解溪	在踝关节前横纹中点，当趾长伸肌腱与拇长伸肌腱两筋之间的凹陷中。见图3-7	以拇指爪甲掐解溪3～5次，或用拇指指端或罗纹面着力，揉动50～100次	惊风、吐泻、踝关节屈伸不利、足下垂等病症
太冲	太冲在足背第1～2跖骨结合部之前方凹陷处（趾缝间上1.5寸），当拇长伸肌腱外缘处。见图3-7	以拇指爪甲着力，稍用力在太冲穴上掐3～5次	惊风
内庭	内庭在第2跖趾关节前方，当第2～3趾缝间的纹头处。见图3-7	以拇指爪甲着力，稍用力在内庭穴上掐3～5次	惊风
大敦	在足大趾外侧，距趾甲根角0.1寸处。见图3-7	以拇指爪甲着力，掐大敦穴5～10次	惊风、四肢抽搐等病症
委中	在腘窝正中央，横纹中点，股二头肌腱与丰腱肌腱的中间。见图3-8	以食、中指的指端着力，稍用力在委中穴叩拨该处的筋腱3～5次	惊风抽搐、下肢痿软无力等症
后承山	在委中穴直下8寸。见图3-8	以食、中指指端着力，稍用力在后承山穴按拨该处的筋腱3～5次	惊风抽搐、下肢痿软、腿痛转筋等病症
昆仑	在跟腱与外踝尖中点之凹陷处。见图3-8	以拇指爪甲着力，稍用力在昆仑穴上掐3～5次	头痛、惊风、腰痛、下肢痉挛、跟腱挛缩、足内翻等病症

名称	具体位置	操作方法	主　治
仆　参	在昆仑穴下，外踝后下方，跟骨外侧下赤白肉际凹陷中。见图3-8	以拇指与食、中两指相对着力，稍用力在仆参穴上拿捏3～5次，或以拇指爪甲着力，稍用力在仆参穴上掐压3～5次	腰痛、足跟痛、晕厥、惊风、足痿不收等病症
涌　泉	在足掌心前1／3与后2／3交界处的凹陷中。见图3-8	以拇指罗纹面着力，向足趾方向做直推法或旋推法100～400次，或以拇指罗纹面着力，稍用力在涌泉穴上揉30～50次	五心烦热、烦躁不安、夜啼、吐泻、惊风等症

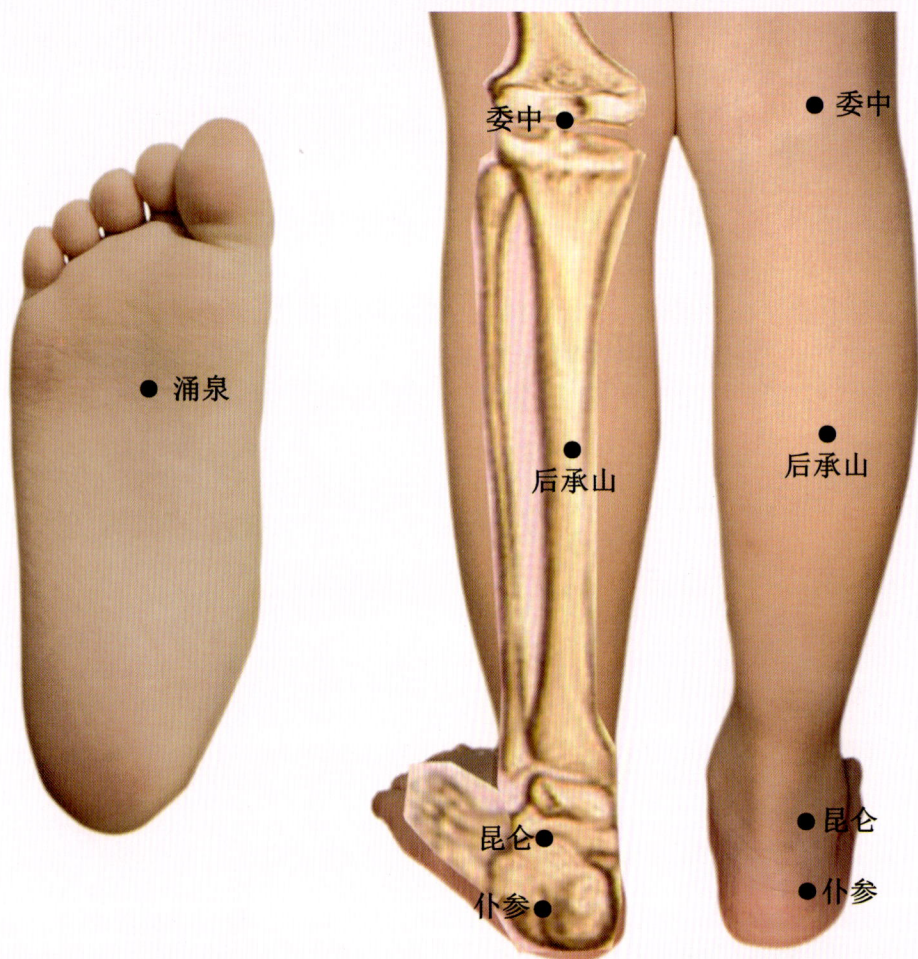

委中

委中

涌泉

后承山

后承山

昆仑

昆仑

仆参

仆参

图 3-8

第四章　小儿推拿防治常见病症

咳　嗽

　　咳嗽是小儿肺部疾患中的主要症状之一，无论外感、内伤所导致的肺失宣降清肃者，都可以发生咳嗽。《幼幼集成·咳嗽证治》指出："凡有声无痰谓之咳，肺气伤也；有痰无声谓之嗽，脾湿动也；有声有痰之咳嗽，初伤于肺，继动脾湿也。"本病一年四季都可发生，尤以冬春季节为多。不论外邪袭肺或其他脏腑病变累及肺脏，均可引起。本节着重讨论外感风寒、风热及肺脾两虚等所致的咳嗽。

　　本病相当于现代医学的急、慢性支气管炎等疾病。

临床表现	治疗方法	加减辨证治疗
1. **风寒咳嗽**：冬春多发，咳嗽，痰白质稀，咽痒声重，鼻塞，流涕，恶寒无汗，头身疼痛，舌淡红苔薄白，脉浮紧，指纹浮红	1. **风寒咳嗽** （1）头面颈项部操作：开天门、推坎宫、揉太阳、推攒竹、运耳后高骨各200次 （2）上肢部操作：推三关、揉外劳宫、揉掌小横纹、掐揉二扇门、运内八卦各100次 （3）胸腹部操作：推揉膻中100次 （4）背腰部操作：揉肺俞100次	1. **高热**：加推脊30次、清天河水200次以清热 2. **久咳**：体虚喘促加补肾经、推三关各200次以止咳平喘 3. **气虚**：加揉气海200次以补气养阴 4. **阴虚咳嗽**：加揉二人上马200次以滋阴润肺 5. **痰吐不利**：加揉丰隆、揉天突各200次，以滋阴止咳化痰
2. **风热咳嗽**：咳嗽不爽，痰黄质稠，不易咳出，鼻流浊涕，咽喉肿痛，发热汗出，口渴，大便秘结，小便黄数，舌红，苔薄黄，脉浮数，指纹浮紫	2. **风热咳嗽** （1）头面颈项部操作：开天门、推攒竹、推坎宫、揉太阳、运耳后高骨各200次 （2）上肢部操作：退六腑、揉掌小横纹、清肺经、清天河水各200次 （3）胸腹部操作：按揉天突、推膻中各100次 （4）背腰部操作：揉肺俞100次	
3. **内伤咳嗽**：干咳少痰，久咳不止，伴手足心热，午后潮热，口渴咽干，喉痒声嘶，食欲不振，形体消瘦，倦怠乏力，舌红苔少乏津，脉细数，指纹紫滞。舌淡红苔薄白，脉浮紧，指纹浮红	3. **内伤咳嗽** （1）上肢部操作：补脾经、补肺经、运内八卦各200次 （2）胸腹部操作：推揉膻中、揉乳旁、揉乳根、揉中脘各100次 （3）下肢部操作：按揉足三里100次 （4）背腰部操作：揉肺俞100次	

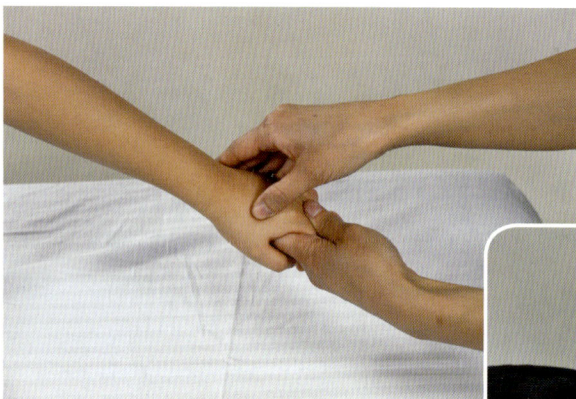

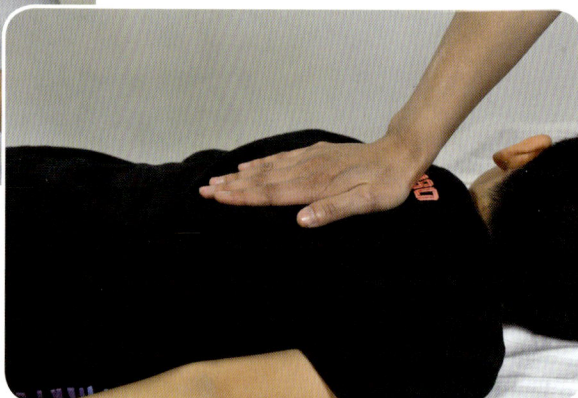

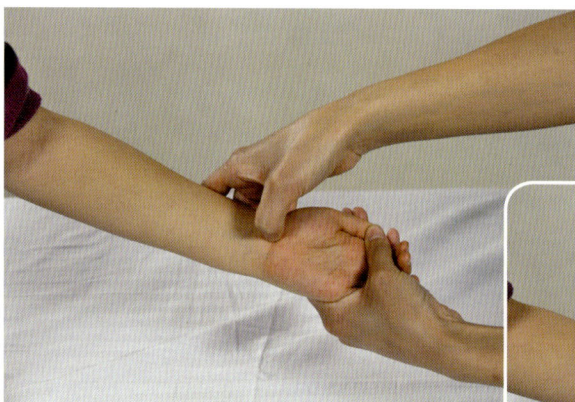

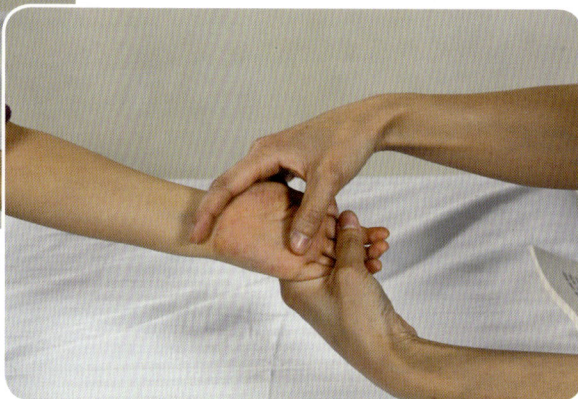

发　热

发热，即体温异常升高，是小儿时期许多疾病中的一个常见症状。热程持续时间在两周以内为短期发热，持续时间在两周以上者为长期发热。小儿基础体温是指直肠温度，正常体温范围：肛温 ≤ 37.5℃；口温 ≤ 37.2℃；腋温 ≤ 37.0℃。临床上，发热一般分为外感发热、肺胃实热、阴虚发热 3 种，其中外感发热最为常见。

临床表现	治疗方法	加减辨证治疗
1. **外感发热**：偏于风寒者可见发热轻，恶寒重，头痛，无汗，鼻塞，流涕，舌质淡红，苔薄白，脉浮紧，指纹鲜红；偏于风热者可见发热重，恶风，微汗出，口干，鼻流黄涕，苔薄黄，脉浮数，指纹红紫	**1. 外感发热** （1）头面颈项部操作：开天门、推坎宫、推攒竹、推坎宫、揉太阳、运耳后高骨各 30 次 （2）上肢部操作：清肺经、清天河水 200 次。风寒者加推三关 200 次，揉大椎 30 次，掐揉二扇门 30 次，掐风池 5 次；风热者加推三关 100 次，拿风池 5 次，推脊 100 次 （3）加减：若兼咳嗽，痰鸣气急者加推揉膻中、揉肺俞、揉丰隆、运内八卦各 100 次；兼见脘腹胀满，不思乳食，嗳酸呕吐者加揉中脘、推揉板门、分腹阴阳、推天柱骨各 100；兼见烦躁不安，睡卧不宁，惊惕不安者加清肝经、掐揉小天心、掐揉五指节 100 次	若腹胀、纳呆者，加运板门、分推腹阴阳、摩中脘；若大便稀溏，兼有不消化食物残渣，加逆时针摩腹、推上七节骨、补大肠、板门推向横纹；若恶心呕吐，加推天柱骨、推中脘、横纹推向板门、揉右端正
2. **肺胃实热**：高热，面红，烦躁，气促，不思饮食，便秘烦躁，渴而引饮，舌红苔燥，脉数有力，指纹深紫	**2. 肺胃实热** （1）上肢部操作：清肺经、清胃经、清大肠、退六腑各 300 次，揉板门 50 次，运内八卦 100 次，清天河水 200 次 （2）胸腹部操作：揉天枢、摩腹各 100 次	
3. **阴虚发热**：午后发热，手足心热，形瘦神疲，盗汗，纳食减少，舌红苔剥，脉细数无力，指纹淡紫	**3. 阴虚内热** （1）上肢部操作：补脾经、补肺经、揉二人上马各 300 次，清天河水、运内劳宫 200 次 （2）下肢部操作：推涌泉 300 次，按揉足三里 200 次 （3）加减：烦躁不眠加清肝经、清心经、按揉百会；自汗盗汗加揉肾顶、补肾经	
4. **气虚发热**：劳累后发热，低热，语声低微，懒言乏力，动则自汗，食欲不振，形体消瘦或食后即泻，舌质淡，苔薄白，脉虚弱或沉细无力，指纹色淡	**4. 气虚发热** （1）上肢部操作：补脾经、补肺经、运内八卦、分手阴阳各 200 次；清天河水、清大肠各 100 次 （2）下肢部操作：揉足三里 200 次 （3）胸腹部操作：摩腹、揉脾俞、揉肺俞各 200 次	

1. 预防

（1）衣着要凉爽，切忌采用捂被子发汗的办法。

（2）居室空气要流通，必要时用电扇来回吹风，千万不可关窗闭户不让孩子见风。

（3）鼓励饮水，保持口舌滋润，小便通畅。

（4）注意营养，不要随意忌口，无明显咳嗽的可多吃点水果，尤其西瓜，既能补充水分、糖分和维生素，又有清热的功效，此外还应注意大便通畅。

2. 饮食护理

总体原则是易消化、富有营养、少量多次和增加饮水，避免强求小儿饮食量而导致小儿胃肠负担重。食物要软、易消化、清淡，如米汤、稀粥、乳制品、豆制品、蔬菜、面条等，同时发热是一种消耗性病症，因此还应给小儿补充含高蛋白的食物，如肉、鱼、蛋等，但要少荤、少油腻食物，也可吃少量水果。饮水、饮食都要少量多次，切不可暴饮暴食。

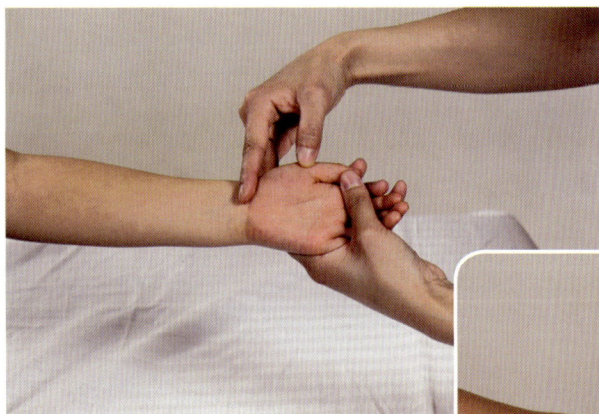

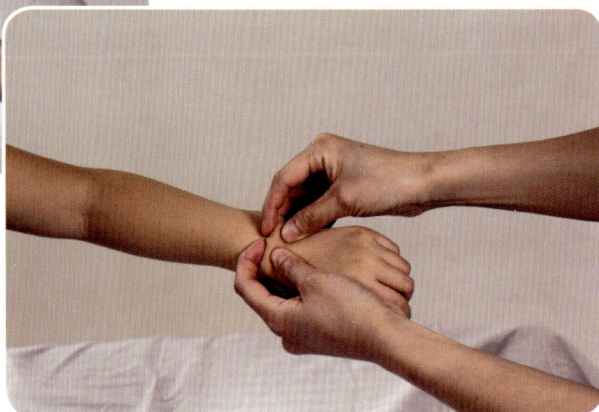

便 秘

便秘是指不能按时排便，或大便坚硬干燥，或欲大便而排时不爽，坚涩难于排出。便秘本身不是一个独立的疾病，是某种疾病的一个症状，既可单独出现，又可继发于其他疾病过程之中。

单独出现的便秘，多为习惯性便秘，与体质、饮食习惯及生活无规律有关；突然改变生活环境，或过食辛辣香燥，或饮食过于精细均可发生一时性便秘。疾病过程中所表现出来的便秘，多见于某些器质性疾病，如先天性巨结肠。

便秘通常分为虚秘、实秘两类。

临床表现	治疗方法
1.**实秘**：大便干结如羊屎状，排便困难，食少，腹胀腹痛，口干口臭，面红身热，心烦不安，小便短赤，苔黄厚，指纹色紫，为肠胃积热；大便干涩，难以排出，腹中攻满，喜温恶寒，四肢不温，或呃逆呕吐，苔白，指纹色淡，为阴寒积滞	1.**实秘** （1）胸腹部操作：摩腹、搓摩胁肋各20次 （2）上肢部操作：清大肠300次，清补脾经（清后加补）、退六腑、运内八卦、按揉膊阳池各200次 （3）下肢部操作：按揉足三里100次 （4）背腰部操作：捏脊20次，推下七节骨100次
2.**虚秘**：虽有便意，但临厕努挣难排，汗出，气短乏力，面白神疲，肢倦懒言，苔薄白，指纹色淡，为气虚便秘；大便干结，努挣难下，面白无华，口干心烦，潮热盗汗，为血虚津亏之便秘	2.**虚秘** （1）胸腹部操作：摩腹、揉脐各100次 （2）上肢部操作：补脾经、推三关各300次，补肾经、清大肠、按揉膊阳池、揉二人上马各200次 （3）下肢部操作：按揉足三里300次 （4）背腰部操作：捏脊20次

贴心小提示

1. 合理膳食，注意添加粗纤维食物，多吃水果，并应多饮水。
2. 少食辛辣香燥等易于上火之品。
3. 生活有规律，养成一个良好的定时排便习惯。
4. 积极锻炼身体，多运动，保持每天有足够的运动量。

腹 泻

　　腹泻是由多种原因引起的，以大便次数增多，粪质稀薄或如水样为特征的一种小儿常见病。本病一年四季均可发生，尤以夏、秋两季发病为多。发病年龄以婴幼儿为主，其中 6 个月～2 岁的小儿发病最高。本病轻者如治疗得当，预后良好；久泻迁延不愈者，则可影响小儿的营养和发育。重症患儿还可以产生脱水、酸中毒等一系列严重症状，甚至危及生命，故临诊务必注意。

　　感受外邪、内伤乳食、脾胃虚弱均可引起腹泻。

临床表现	治疗方法
1.**寒湿泻**：泻下清稀，甚至如水样，色淡不臭，腹痛肠鸣，脘闷食少，或兼有恶寒发热，鼻塞头痛，小便清长，苔薄白或白腻，脉濡缓，指纹色红	1．寒湿泻 （1）胸腹部操作：摩腹、揉脐各 100 次 （2）上肢部操作：推三关、揉外劳宫各 300 次，补脾经、补大肠各 200 次 （3）下肢部操作：按揉足三里 200 次 （4）背腰部操作：推上七节骨、揉龟尾各 100 次
2.**湿热泻**：大便水样，或如蛋花汤样，气味秽臭，或见少许黏液，泻下急迫，势如水注，或泻而不爽，腹痛时作，不欲饮食，或伴呕恶，神疲乏力，或发热烦躁，口渴，小便短赤，舌质红，苔黄腻，脉滑数，指纹紫	2．湿热泻 （1）胸腹部操作：揉天枢 200 次 （2）上肢部操作：清大肠、退六腑各 300 次，清补脾经、清胃经各 200 次 （3）背腰部操作：推下七节骨、揉龟尾各 100 次
3.**伤食泻**：大便稀溏夹有奶瓣或不消化的食物残渣，腹痛肠鸣，泻前哭闹，泻后痛减，气味酸臭，或臭如败卵，脘腹痞满，嗳气酸馊，或有呕吐，不思乳食，夜卧不安，舌苔垢浊或厚腻，或微黄，脉滑实，指纹紫	3．伤食泻 （1）胸腹部操作：揉中脘、摩腹、揉天枢各 100 次 （2）上肢部操作：补脾经、运内八卦、揉板门各 300 次，清胃、清大肠、退六腑各 200 次。 （3）背腰部操作：揉龟尾 100 次
4.**脾虚泻**：大便时溏时泻，色淡不臭，多于食后作泻，时轻时重，反复发作，稍有饮食不慎，大便次数即增多，兼见水谷不化。饮食减少，脘腹胀闷不舒，面色萎黄，肢倦乏力，形体消瘦，舌淡苔白，脉缓弱，指纹淡	4．脾虚泻 （1）胸腹部操作：摩腹、揉脐各 100 次 （2）上肢部操作：推三关、补脾经、补大肠各 300 次，揉外劳宫 200 次 （3）背腰部操作：推上七节骨、揉龟尾 100 次，捏脊 20 次

1. 注意饮食卫生，不宜吃生冷、变质及不干净的食物，不暴饮暴食。饭前、便后要洗手，餐具要卫生。同时要乳食有节、饥饱有度。

2. 提倡母乳喂养，不宜在夏季及小儿有病时断奶，注意科学喂养。

3. 加强户外活动，注意气候变化，防止感受外邪，尤其要避免腹部受凉。

4. 忌食油腻、生冷及不易消化的食物。

5. 保持皮肤清洁干燥，勤换尿布。每次大便后，要用温水清洗臀部，并扑上爽身粉，防止发生红臀。

6. 密切观察病情变化，及早发现腹泻变证，一旦出现高热等变证应抓紧时间，及时采用中西药物治疗。

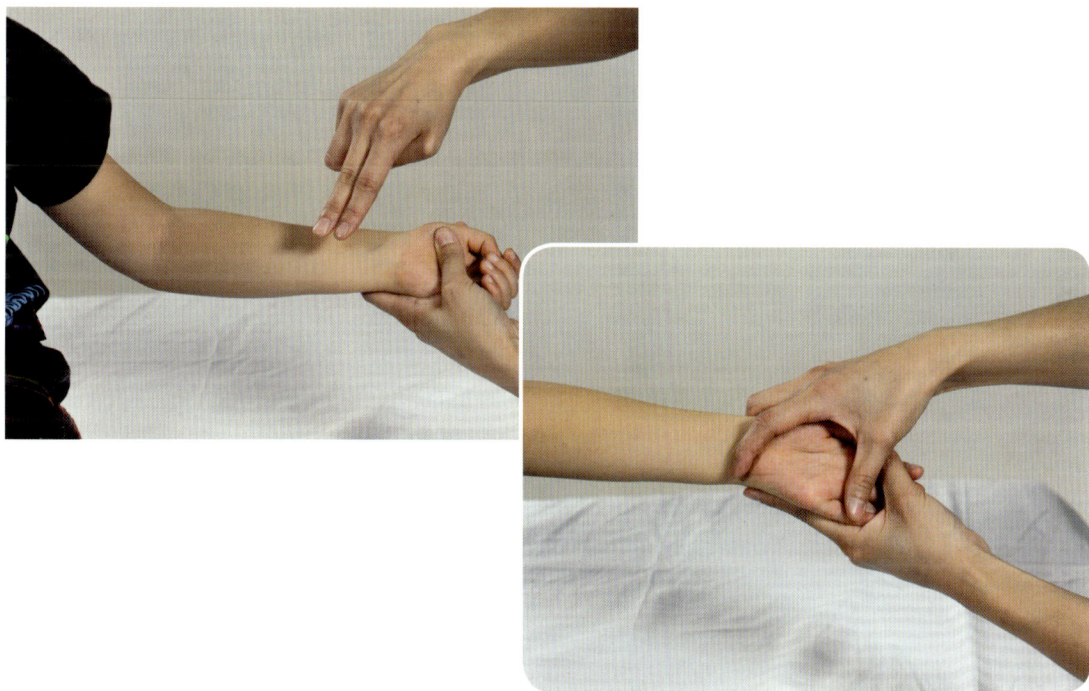

厌 食

厌食是指儿童较长时期食欲不振，甚至拒食的一种病症。临床以食欲不振为主要特征。本病多见于 1～6 岁小儿。城市儿童发病率较高，无明显季节性。

乳食不节、痰湿内生、虫积伤脾、脾胃虚弱及病后失调均可以引起厌食。

临床表现	治疗方法
1. **脾失健运**：面色少华，不思纳食，或食物无味，拒进饮食，形体偏瘦，精神状态一般。舌苔白或薄腻，脉尚有力，指纹淡红	1. **脾失健运** （1）胸腹部操作：摩腹、摩中脘、揉中脘 100 次 （2）上肢部操作：补脾经、补胃经各 300 次，运内八卦、掐揉四横纹 100 次 （3）下肢部操作：揉足三里 100 次 （4）背腰部操作：按揉脾俞、肾俞各 200 次
2. **胃阴不足**：口干多饮而不喜进食或拒食，皮肤干燥，缺乏润泽，烦躁不安，大便多干结，小便黄赤，舌苔多见光剥，亦有光红少津者，质偏红，脉细数，指纹淡紫	2. **胃阴不足** （1）胸腹部操作：揉中脘 200 次 （2）上肢部操作：分手阴阳（阴重阳轻）、揉板门、补脾经、补胃经、补胃经各 300 次，运内八卦各 200 次 （3）背腰部操作：按揉脾俞、肾俞穴各 100 次
3. **脾胃气虚**：精神疲惫，面色萎黄，全身乏力，不思乳食或拒食，若稍进食，大便中夹有不消化残渣，伴形体消瘦，易汗，舌质淡苔白，脉细弱，指纹色淡	3. **脾胃气虚** （1）胸腹部操作：摩腹、摩中脘、摩脐各 100 次 （2）上肢部操作：补脾经、运内八卦各 300 次，推大肠、补肾经各 200 次 （3）下肢部操作：揉足三里 100 次 （4）背腰部操作：捏脊 30 次

贴心小提示

先要保持合理的膳食。建立良好的进食习惯，饭前勿吃零食及糖果，饭前饭后请勿大量饮用水和饮料。此外可增加锌的摄入量，于 100 克食盐中掺入 1 克硫酸锌，使锌的摄入达到标准用量（约每日 10 毫克），食欲可以增加。

对孩子厌食的心理矫治，应注意做好以下几点：

1. 给孩子做出好榜样。事实表明，如果父母挑食或偏食，则孩子多半也是个厌食者。

2. 注意引导。当孩子不愿吃某种食物时，大人应当有意识、有步骤地去引导孩子品尝这种食物，既不无原则迁就，也不过分勉强。

3. 创造良好的进餐氛围。要使孩子在愉快心情下摄食，切勿在吃饭时训斥、打骂孩子。

4. 积极寻找厌食原因，采取针对性有效措施。

疳 积

疳积是小儿时期，尤其是 1～5 岁儿童的一种常见病。疳积是积滞和疳证的总称，两者关系密切，故有"积为疳之母，无积不成疳"之说。疳积是指由于喂养不当，或由多种疾病的影响，使脾胃受损而导致全身虚弱、消瘦面黄、发枯等慢性病症。由于婴幼儿时期脏腑娇嫩，机体的生理功能未成熟完善，而生长发育迅速，对水谷精微的需要量大。因此，产生了生理上的"脾常不足"。而很多家长生怕孩子吃不饱，就像填鸭一样喂哺饮食尚不能自节的婴幼儿。俗话说："乳贵有时，食贵有节"，绝不是吃得越多就能长的越好。殊不知，哺食过早，甘肥、生冷食物吃得太多，会损伤脾胃之气，耗伤气血津液，就会出现消化功能紊乱，产生脾气虚损而发生疳积之证。

临床表现	治疗方法	加减辩证治疗
1. 积滞伤脾：形体消瘦，体重不增，腹部胀满，纳食不香，精神不振，夜眠不安，大便不调，常有恶臭，舌苔厚腻	1. 积滞伤脾 （1）胸腹部操作：揉中脘、分推腹阴阳、揉天枢各 300 次 （2）上肢部操作：揉板门 300 次，推四横纹、运内八卦各 200 次，补脾经 100 次 （3）下肢部操作：按揉足三里 100 次	若小儿五心烦热，盗汗，舌红苔光剥，阴液不足者，宜推三关、揉外劳宫，加清肝经，补肾经，运内劳宫 若小儿烦躁不安，目赤多泪加清肝经
2. 气血两亏：面色萎黄或苍白，毛发枯黄稀疏，骨瘦如柴，精神萎靡或烦躁，睡卧不宁，啼声低小，四肢不温，发育障碍，腹部凹陷，大便溏泄，舌淡苔薄，指纹色淡	2. 气血两亏 （1）胸腹部操作：揉中脘 200 次 （2）上肢部操作：补脾经、推三关 300 次，运内八卦、掐揉四横纹、揉外劳宫各 200 次 （3）下肢部操作：按揉足三里 200 次 （4）背腰部操作：捏脊 30 次	若小儿有咳嗽痰喘，加推肺经，推揉膻中、肺俞。若小儿腹泻者加补大肠 便秘者加清大肠，推下七节骨

贴心小提示

1. 注意调养。在喂养方面，应注意遵循先稀后干，先素后荤，先少后多，先软后硬的原则。

2. 注意营养搭配。

3. 必要时应中西医结合治疗，特别是对原发病、消耗性疾病的治疗。

4. 可经常食用山药粥：大米 100 克，淘洗干净后与山药片 100 克一起入锅煮，至米烂。食用时加白糖适量有调补脾胃，滋阴养液功效。

遗　尿

遗尿是指 3 岁以上的小儿在睡眠中不知不觉小便自遗，醒后方觉的一种病症。又称"尿床"，多见于 3 ~ 10 岁之间儿童。3 岁以下儿童，由于脑髓未充，智力未健，或正常的排尿习惯尚未养成，而产生尿床者不属病理现象。遗尿症必须及早治疗，如病延日久，就会妨碍儿童的身心健康，影响发育。

先天不足，后天失养均可引起遗尿。

临床表现	治疗方法
1. **肺脾气虚**：夜间遗尿，日间尿频量多，经常感冒，面色少华，神疲乏力，纳呆，大便溏薄，舌质淡红，苔薄白，脉沉无力	1. 肺脾气虚 （1）头面颈项部操作：按揉百会 100 次 （2）胸腹部操作：揉丹田 100 次 （3）上肢部操作：补脾经、补肺经、推三关各 300 次； （4）背腰部操作：擦腰骶部 100 次
2. **肾阳不足**：寐中多遗，小便清长，面色苍白，四肢不温，智力较同龄儿稍差，舌质淡，苔白滑，脉沉无力	2. 肾阳不足 （1）头面颈项部操作：按揉百会 100 次 （2）胸腹部操作：揉丹田 200 次 （3）上肢部操作：补肾经、推三关、揉外劳宫各 200 次 （4）背腰部操作：擦腰骶部，透热为度
3. **心肾不交**：梦中遗尿，寐不安宁，烦躁叫嚷，白天多动少静，或五心烦热，形体消瘦，舌质红，苔薄少津，脉细数	3. 心肾不交 （1）上肢部操作：清心经、清小肠、补肾经各 300 次，清天河水、揉二马、捣小天心、揉五指节各 200 次 （2）下肢部操作：按揉三阴交 200 次 （3）背腰部操作：擦腰骶部，透热为度
4. **肝经湿热**：寐中遗尿，小便量少色黄，气味腥臭，性情急躁，多梦，舌质红，苔黄腻，脉滑数	4. 肝经湿热 （1）上肢部操作：清肝经、清心经、清小肠各 300 次，清天河水、揉二马、揉内劳宫 100 次 （2）下肢部操作：按揉三阴交 200 次，揉涌泉 100 次 （3）背腰部操作：擦腰骶部，透热为度

贴心小提示

1．使儿童养成按时排尿的卫生习惯及安排合理的生活制度，不使其过度疲劳。

2．已经发生遗尿者，要给予积极的治疗和适当的营养，并注意休息。临睡前二小时最好不要饮水，少吃或不吃流质类食品。

3．夜间入睡后，家长应定时叫其起床排尿。

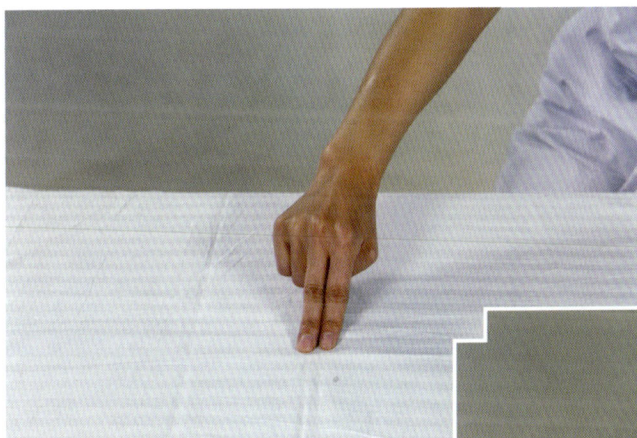

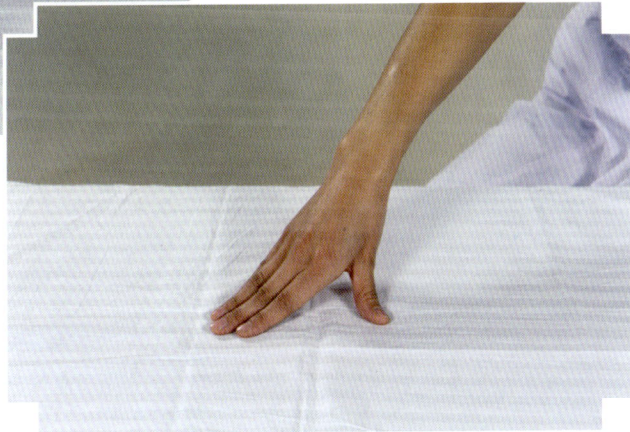

惊 风

惊风是小儿时期常见的一种急重病症,以临床出现抽搐、昏迷、两目上视为主要特征。又称"惊厥",俗名"抽风"。任何季节均可发生,一般以3月～6岁的小儿为多见,年龄越小,发病率越高,是古代中医儿科"四大要证"之一。现代医学称小儿惊厥。惊风分为急惊风和慢惊风。小儿推拿治疗急惊风效果好。

急惊风主要因感受风邪或温热疫毒,出现痰、热、惊、风4证,病位在心、肝两经,属实证、热证;慢惊风多由于急惊风或大病后等因素所致,病情复杂,多属虚证、寒证。

临床表现	治疗方法	急惊风加减辩证治疗
1. 急惊风 (1) 高热惊风:急性热病或不明原因的高热致使高热内闭,扰乱神明,引起肝风而发为惊风。患儿体温在39℃以上,初期神情紧张,烦躁不安,项背不适,继则壮热无汗,口渴欲饮,眼红颊赤,神昏谵语,颈项强直,四肢抽搐,牙关紧闭,两目上视,舌质红绛苔黄,脉数,指纹青紫 (2) 突受惊吓:受惊后,神情紧张,警惕不安,抽搐,面色忽青忽白,睡眠不安,醒时啼哭,四肢厥冷,大便色青,舌苔薄白,脉细数,指纹青紫 (3) 乳食积滞:好发于饱食或过食之后,先见脘腹胀满,呕吐,腹痛,便秘,继而目瞪口呆,神昏抽搐,呼吸短促,苔黄腻,脉滑数	**1. 急惊风** (1) 头面颈项部操作:掐人中5次 (2)上肢部操作:拿合谷、拿曲池、掐端正、掐老龙、掐十宣各5次 (3) 下肢部操作:拿委中、拿承山各10次	(1) 肝风内动,角弓反张:推天柱骨、推脊。 (2) 痰湿内阻:清肺经、搓摩胁肋、揉丰隆。 (3) 乳食积滞:补脾经、清大肠、揉板门、摩腹、按揉足三里、推下七节骨。 (4) 邪热炽盛:清肝经、清心经、退六腑、清天河水、推脊
2. 慢惊风:起病缓慢,病程长。面色苍白,嗜睡无神,两手握拳,抽搐无力,时作时止,有的在沉睡中突发痉挛,形寒肢冷,便溏,舌淡苔白,脉沉无力	**2. 慢惊风** (1) 头面颈项部操作:按揉百会10次 (2) 胸腹部操作:揉中脘、摩腹200次 (3)上肢部操作:补脾经、清肝经、补肾经、推三关200次,拿曲池10次 (4) 下肢部操作:按揉足三里200次,拿委中10次 (5) 背腰部操作:捏脊20次	

贴心小提示

1. 平时加强体育锻炼，提高抗病能力。

2. 避免时邪感染。注意饮食卫生，不吃腐败及变质食物。

3. 按时预防接种，避免跌倒惊吓。

4. 有高热惊厥史患儿，在外感发热初起时，要及时降温，服用止痉药物。

5. 抽搐时，切勿用力强制，以免扭伤骨折。将患儿头部歪向一侧，防止呕吐物吸入。将纱布包裹压舌板，放在上下牙齿之间，防止咬伤舌体。

6. 保持安静，避免刺激。密切注意病情变化。

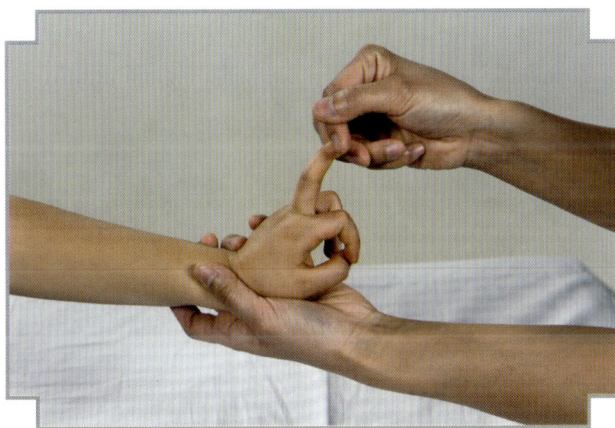

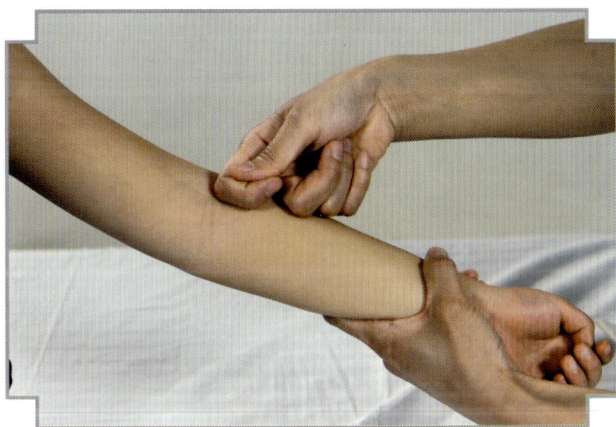
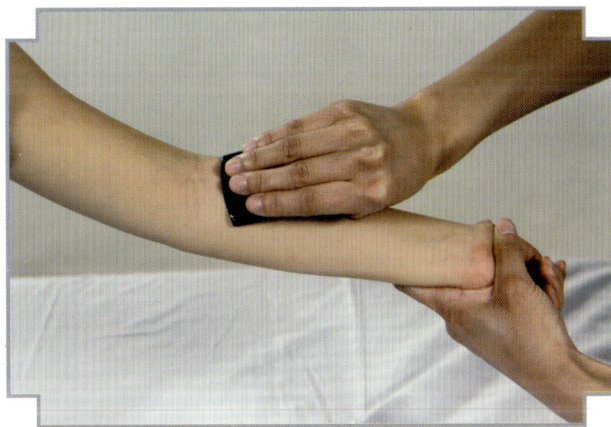

夜 啼

夜啼，是指小儿经常在夜间烦躁不安、啼哭不眠，间歇发作或持续不已，甚至通宵达旦。或每夜定时啼哭，白天如常，民间俗称"夜哭郎"。本病多见于半岁以内婴幼儿，多由脾寒、心热、惊恐食积等原因引起。患此症后，持续时间少则数日，多则经月。多数预后都良好。

《诸病源候论·夜啼候》篇谓："小儿夜啼者，脏冷故也。"指明夜啼是一种病态。《育婴家秘》指出："小儿啼哭，非饥则渴，非痒则痛，为父母者，心诚求之，渴则饮之，饥则哺之，痛者摩之，痒者抓之，其哭止者，中其心也，如哭不止，当以意度。"说明日常生活的一些自然现象引起啼哭及处理方法，但不属本病范畴。

临床表现	治疗方法
1. **脾寒**：睡喜俯卧，蜷曲而啼，下半夜尤甚，啼声低弱，面色青白，四肢欠温，得热则舒，食少便溏，小便清长，舌淡红苔薄白，脉沉细，指纹淡红	**1. 脾寒** （1）头面颈项部操作：揉百会100次 （2）胸腹部操作：摩腹、揉中脘各300次 （3）上肢部操作：补脾经、推三关各300次，揉外劳宫、揉一窝风各200次，掐揉小天心100次
2. **心热**：睡喜仰卧，见灯火则啼哭愈甚，烦躁不安，小便短赤，或大便秘结，面赤唇红，舌尖红苔白，脉数有力，指纹青紫	**2. 心热** （1）上肢部操作：清心经、清天河水、清肝经、掐揉小天心、掐五指节各200次，揉内劳宫、揉总筋各100次
3. **伤食**：夜卧不安，时时啼哭，不欲吃乳，脘腹胀满，或有腹痛拒按，甚则呕吐酸腐，大便秘结或泻下秽臭，苔厚腻，指纹滞	**3. 伤食** （1）胸腹部操作：分腹阴阳、揉中脘各200次 （2）上肢部操作：清补脾经、揉板门、清肝经、运内八卦各300次 （3）背腰部操作：推下七节骨100次
4. **惊恐**：睡中时作惊惕，唇与面色乍青乍白，紧偎母怀，指纹色青	**4. 惊恐** （1）上肢部操作：清心经、捣小天心、掐揉五指节各200次，清肝经、清肺经各100次，运内八卦、补脾经各100次

> **贴心小提示**
>
> 1. 保持卧室安静，养成良好的睡眠习惯，调节室温，避免受凉。
> 2. 乳母应保持心情舒畅，注意喂养，饮食少吃辛辣厚味不易消化之物。
> 3. 合理喂养，以满足生长发育需要为原则。
> 4. 脾寒夜啼者要注意保暖，心热夜啼环境不宜过暖，惊恐夜啼要保持环境安静。

近 视

近视是眼睛看不清远物，却能看清近物的眼病。近视可因先天不足，发育异常，脏腑失养，用眼不当多种原因引起。

临床表现	治疗方法	加减辨证治疗
1. **心阳不足**：近视清晰，远视模糊，目中无神，视力减退，视久易于疲劳，或伴有心悸心烦，失眠多梦，身寒肢冷，舌尖红少苔，脉微弱	处方：揉睛明、攒竹、太阳各 300 次，揉耳后高骨、按风池、按揉天柱骨、分推坎宫、抹眼眶各 200 次	1. 心阳不足加揉心经、肝经、推天柱骨
2. **脾虚气弱**：近视怯远，目视易疲劳，食欲不振，神疲乏力，手足欠温，大便溏薄，舌淡红苔薄，脉弱		2. 脾气虚按揉足三里、按涌泉
3. **肝肾两虚**：远视力下降，常眯眼视物，目视昏暗，伴有头晕耳鸣，夜寐多梦，腰腿酸软，舌淡红少苔，脉细		3. 肝肾亏虚加揉肝经、肾经、揉涌泉

贴心小提示

一般儿童的近视眼，多数属于假性近视。由于用眼过度，调节紧张而引起的一种功能性近视。如果不及时进行解痉矫治，日久就发展成真性近视。

预防措施：必须从小培养儿童良好的用眼卫生习惯。

1. 培养他们正确的读书、写字姿势，不要趴在桌子上或扭着身体。书本和眼睛应保持1市尺，身体离课桌应保持1个拳头（成人）的距离，手应离笔尖1寸。学校课桌椅应适合学生身材。

2. 看书写字时间不宜过久，持续1小时后要有10分钟的休息。眼睛向远眺，多看绿色植物，做眼保健操。

3. 写字读书要有适当的光线，光线最好从左边照射过来。不要在太暗或者太亮的光线下看书、写字，减轻学生负担，保证课间10分钟休息，减轻视力疲劳。

4. 积极开展体育锻炼，保证学生每天有1小时体育活动。

5. 认真做好眼保健操（揉四白穴、揉太阳穴、轮刮眼眶等）。

6. 应多吃些富含维生素的各种蔬菜及动物的肝脏、蛋黄等。胡萝卜含维生素 β，对眼睛有好处。多吃动物的肝脏可以治疗夜盲。

小儿肌性斜颈

小儿肌性斜颈，又称先天性肌性斜颈，俗称歪头。是指一侧胸锁乳突肌纤维化并挛缩而引起的颈部偏斜。以患儿头向患侧斜、前倾，颜面旋向健侧为其特点，是小儿常见的一种畸形。

本病病因尚不明确，与供血不足、损伤、先天畸形有密切的关系。本病早期发现、及时治疗效果很好。

临床表现	治疗方法
发病初期颈部一侧可发现有梭形肿物（有的经半年后，肿物可自行消退），以后患侧的胸锁乳突肌逐渐挛缩紧张，呈条索状改变。患儿头部向患侧倾斜而颜面部旋向健侧。少数患儿仅见患侧胸锁乳突肌在锁骨的附着点周围有骨疣样改变的硬块物，若不及时治疗，患侧的颜面部发育会受影响，健侧一半的颜面部也会发生适应性的改变，使颜面部不对称。在晚期病例，一般伴有代偿性的胸椎侧凸	患儿取仰卧位 （1）操作者推揉患侧的胸锁乳突肌 300 次 （2）拿患侧胸锁乳突肌 300 次 （3）操作者一手扶住患侧肩部，另一手扶住患儿头顶，使患儿头部渐渐向健侧肩部倾斜，逐渐拉长患侧胸锁乳突肌，反复进行数次 （4）再推揉患侧胸锁乳突肌 300 次 （5）操作者轻揉小儿患侧颈、肩、背数次

贴心小提示

1. 注意观察婴幼儿的日常成长活动，做到早发现、早诊断、早治疗、早康复，一般小儿出生 10 天后就可以手法治疗，每天早晚各 1 次，每次 15 ~ 20 分钟，疗程 1 ~ 6 个月。

2. 注意培养儿童良好的生活习惯，注意采用与斜颈方向相反的动作和姿势以利于矫正，如喂奶用玩具改变患儿头部方向。

3. 病程太长如超过 1 年，且胸锁乳突肌挛缩严重甚至纤维化，经推拿治疗半年无效者，应考虑手术治疗。

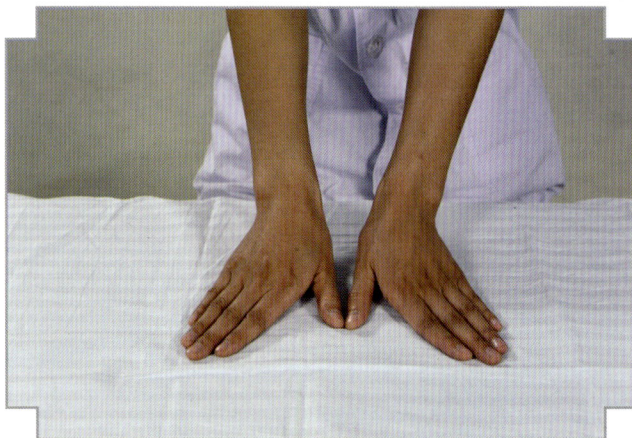

脑 瘫

小儿脑瘫为小儿脑性瘫痪的简称。是指出生前至出生后 1 个月内由于不同的原因（如感染、出血、外伤等）引起的非进行性中枢性运动功能障碍，可伴有智力低下、惊厥、听觉与视觉障碍及学习困难等，是多种原因引起脑损伤而致的后遗症。属中医五迟、五软、五硬范畴。五迟是指立迟、行迟、发迟、齿迟、语迟而言；五软是指头项软、口软、手软、脚软、肌肉软而言；五硬是指头项硬、口硬、手硬、脚硬、肌肉硬而言。

小儿脑瘫主要由先天不足，或后天失养，或病后失调，致使精血不足，脑髓失充，五脏六腑、筋骨肌肉、四肢百骸失养，形成亏损之证。脑为元神之府，脑髓不充，神失其聪，导致智力低下，反应迟钝，语言不清，咀嚼无力，时流涎水，四肢无力，手软不能握持，足软不能站立。或感受热毒，损伤脑络，后期耗气伤阴，脑髓及四肢百骸、筋肉失养，导致本病。

临床表现	治疗方法
1. **肝肾不足**：发育迟缓，坐立、行走、生齿等明显迟于正常同期小儿。筋脉拘急，屈伸不利，性情急躁易怒，舌质红，脉弦，指纹色淡	1. **肝肾不足** （1）头面颈项部操作：揉百会、太阳等穴各 200 次 （2）胸腹部操作：揉腹、脐各 200 次 （3）上肢部操作：补肾经、补肝经各 300 次 （4）背腰部操作：擦脊柱及膀胱经第一侧线至皮肤发红为止
2. **脾胃虚弱**：肢体软弱，肌肉松弛，神情呆滞，智力迟钝，面色苍白，神疲乏力，食少不化，唇淡，舌淡苔薄白，脉沉迟无力，指纹色淡	2. **脾胃虚弱** （1）头面颈项部操作：揉百会、太阳穴各 200 次 （2）胸腹部操作：揉膻中、中脘、关元各 200 次 （3）上肢部操作：补脾经、补肾经、推三关各 300 次，按揉曲池、合谷各 200 次 （4）下肢部操作：揉足三里，按揉委中、三阴交等穴各 200 次 （5）背腰部操作：捏脊 20 次，擦脊柱及膀胱经第一侧线至皮肤发红为止

临床表现	治疗方法
3.**瘀血阻络**：神志呆滞，四肢及颈项腰背部肌肉僵硬，动作不协调，舌淡有瘀点苔腻，脉滑	3.**瘀血阻络** （1）头面颈项部操作：揉百会、太阳等穴各200次，推坎宫、揉风池各20次 （2）胸腹部操作：揉气海、膻中、中脘、关元各200次 （3）上肢部操作：补脾经、补肾经、推三关各300次，按揉曲池、合谷各200次 （4）下肢部操作：揉足三里、按揉委中等穴各200次 （5）背腰部操作：捏脊20次，擦脊柱及膀胱经第一侧线至皮肤发红为止；重点按揉患侧肢体

贴心小提示

1．本病宜早发现，早治疗，年龄越小越容易治疗。推拿主要适用于5岁以下的患儿，5岁以上的患儿可配合矫形手法同时治疗。

1．定期产前检查，孕妇要注意避免不必要的X线照射，避免接触有毒物质。不能过度饮酒，否则也会使胎儿的脑部受到损害。

2．增加营养，不要偏食、挑食，荤素要合理搭配，粗细粮轮食，要多食富含蛋白质、脂肪、葡萄糖、核酸、维生素、微量元素的食品。

3．胎儿出生后一个月内要加强护理、合理喂养，预防颅内感染、脑外伤等。